PROMIR®

AF753279

Psiquiatría

PROMIR®

Psiquiatría

4ª edición

Irene Sánchez Rivero
Especialista en Psiquiatría,
Unidad de Cuidados Psiquiátricos Prolongados,
Centro San Juan de Dios, Ciempozuelos, Madrid.

Paula García Jorge
Facultativo Especialista de Psiquiatría,
Servicio de Psiquiatría,
Hospital Universitario Ramón y Cajal, Madrid.

+70 AÑOS
EDITORIAL MEDICA panamericana
Desde 1953 formando Profesionales de la Salud
Buenos Aires - Bogotá - Madrid - México
www.medicapanamericana.com

1ª edición, enero 2020
2ª edición, enero 2022
3ª edición, septiembre 2023
4ª edición, septiembre 2025

EDITORIAL MEDICA panamericana

Visite nuestra página web:
http://www.medicapanamericana.com

ARGENTINA
Maipú 1300, piso 3 (C1006ACT)
Ciudad Autónoma de Buenos Aires, Argentina
Tel.: (54-11) 5031-6919
e-mail: cinfo@medicapanamericana.com

COLOMBIA
Carrera 7a A. N.º 69-19 - Bogotá DC - Colombia
Tel.: (57-1) 235-4068
e-mail: infomp@medicapanamericana.com.co

ESPAÑA
Sauceda, 10 - 5ª planta - 28050 Madrid, España
Tel.: (34-91) 131-78-00
e-mail: info@medicapanamericana.es

MÉXICO
Av. Miguel de Cervantes Saavedra, n.º 233, piso 8, oficina 801
Col. Granada, Alcaldía Miguel Hidalgo
CP 11520 Ciudad de México, México
Tel.: (52-55) 5250-0664
e-mail: infomp@medicapanamericana.com.mx

ISBN: 978-84-1106-513-9

Sauceda, 10, 5ª planta - 28050 Madrid
Depósito legal: M-17949-2025
Impreso en España

Equipo académico PROMIR®

Directores científicos

Miguel Castillo Orive. Facultativo Especialista de Área, Servicio de Cardiología, Hospital Universitario Ramón y Cajal, Madrid.

Jesús Corres González. Facultativo Especialista de Área, Servicio de Urgencias, Hospital Universitario Ramón y Cajal, Madrid.

Coordinadores académicos

Carlos Armiñanzas Castillo. Facultativo Especialista de Área, Servicio de Enfermedades Infecciosas, Hospital Universitario Marqués de Valdecilla, Santander, Cantabria.

Javier Martínez González. Facultativo Especialista de Área, Servicio de Gastroenterología y Hepatología, Hospital Universitario Ramón y Cajal. Madrid.

Ana Royuela Vicente. Jefa de Unidad de Bioestadística, Hospital Universitario Puerta de Hierro Majadahonda, IDIPHISA. CIBERESP, ISCIII, Madrid.

Coordinadores de asignatura

Alergología

Belén de la Hoz Caballer. Jefa de Servicio de Alergología, Hospital Universitario Ramón y Cajal, Madrid.

David González de Olano. Facultativo Especialista de Área, Servicio de Alergología, Hospital Universitario Ramón y Cajal, Madrid.

Anestesiología y Reanimación

Javier Moya Moradas. Facultativo Especialista de Área, Servicio de Anestesiología, Reanimación y Terapéutica del Dolor, Hospital Universitario Ramón y Cajal, Madrid.

Óscar Ordóñez Recio. Facultativo Especialista de Área, Servicio de Anestesiología, Reanimación y Terapéutica del Dolor, Hospital Universitario Ramón y Cajal, Madrid.

Cardiología

Miguel Castillo Orive. Facultativo Especialista de Área, Servicio de Cardiología, Hospital Universitario Ramón y Cajal, Madrid.

Cuidados Paliativos y Geriatría

Lourdes Rexach Cano. Médica Especialista en Geriatría, Coordinadora de la Unidad de Cuidados Paliativos, Hospital Universitario Ramón y Cajal, Madrid.

Dermatología

Luis Alfonso Pérez González. Facultativo Especialista de Área, Servicio de Dermatología, Hospital Vital Álvarez Buylla, Mieres, Asturias.

Endocrinología y Nutrición

Andrés Ortiz Flores. Facultativo Especialista de Área, Servicio de Endocrinología y Nutrición, Hospital Universitario Ramón y Cajal, Madrid.

Elisa Santacruz Cerdá. Facultativo Especialista de Área, Servicio de Endocrinología y Nutrición, Hospital General Universitario Dr. Balmis, Alicante.

Enfermedades Infecciosas

Carlos Armiñanzas Castillo. Facultativo Especialista de Área, Servicio de Enfermedades Infecciosas, Hospital Universitario Marqués de Valdecilla, Santander, Cantabria.

Epidemiología, Estadística, Planificación y Gestión Sanitaria

Ana Royuela Vicente. Jefa de Unidad de Bioestadística, Hospital Universitario Puerta de Hierro Majadahonda, IDIPHISA. CIBERESP, ISCIII, Madrid.

Gastroenterología

Javier Martínez González. Facultativo Especialista de Área, Servicio de Gastroenterología y Hepatología, Hospital Universitario Ramón y Cajal, Madrid.

Genética e Inmunología

Ana García-Soidán González. Facultativo Especialista de Área, Servicio de Inmunología, Hospital Universitario de Gran Canaria Doctor Negrín, Las Palmas de Gran Canaria.

Ginecología y Obstetricia

María de los Reyes Oliver Pérez. Facultativo Especialista de Área, Servicio de Ginecología y Obstetricia, Unidad de Ginecología Oncológica, Hospital Universitario 12 de Octubre, Madrid.

Laura Sotillo Mallo. Facultativo Especialista de Área, Servicio de Ginecología y Obstetricia, Unidad de Ecografías y Medicina Fetal, Hospital Universitario La Paz, Madrid.

Hematología

José Valentín García Gutiérrez. Facultativo Especialista de Área, Servicio de Hematología y Hemoterapia, Hospital Universitario Ramón y Cajal, Madrid. Profesor Asociado, Facultad de Medicina y Ciencias de la Salud, Universidad de Alcalá, Alcalá de Henares, Madrid.

María Concepción Tenorio Núñez. Facultativo Especialista de Área, Servicio de Hematología y Hemoterapia, Hospital Universitario Ramón y Cajal, Madrid.

Medicina Legal

Cristina López de la Torre. Directora de Departamento de Odontología y Biomedicina y Profesora Adjunta, Facultad Ciencias Biomédicas y Deporte, Universidad Europea, Madrid.

Nefrología

Víctor Burguera Vion. Facultativo Especialista de Área, Servicio de Nefrología, Hospital Universitario Ramón y Cajal, Madrid.

Neumología

Ignacio Boira Enrique. Facultativo Especialista de Área, Servicio de Neumología, Hospital Universitario San Juan de Alicante.

Neurología

Rodrigo Álvarez Velasco. Médico Especialista en Neurología, Servicio de Neurología, Hospital Universitario Ramón y Cajal, Madrid.

Oftalmología

Víctor Aguado Casanova. Facultativo Especialista de Área, Servicio de Oftalmología, Hospital Clínico Universitario Lozano Blesa, Zaragoza.

Oncología Médica

Federico Longo Muñoz. Facultativo Especialista de Área, Servicio de Oncología Médica, Hospital Universitario Ramón y Cajal, Madrid.

Otorrinolaringología

Raúl del Castillo López. Facultativo Especialista de Área, Servicio de Otorrinolaringología, Unidad de Rinología y Base de Cráneo Anterior, Hospital Universitario Ramón y Cajal y Hospital Universitario Quirónsalud, Pozuelo de Alarcón, Madrid.

Pediatría

Raquel Buenache Espartosa. Facultativo Especialista de Área, Servicio de Pediatría, Hospital Universitario Ramón y Cajal, Madrid.

Psiquiatría

Irene Sánchez Rivero. Especialista en Psiquiatría, Unidad de Cuidados Psiquiátricos Prolongados, Centro San Juan de Dios, Ciempozuelos, Madrid.

Radiología y Urgencias

Jesús Corres González. Facultativo Especialista de Área, Servicio de Urgencias, Hospital Universitario Ramón y Cajal, Madrid.

Reumatología

Carlos de la Puente Bujidos. Facultativo Especialista de Área, Servicio de Reumatología, Hospital Universitario Ramón y Cajal, Madrid.

Traumatología

Ignacio Cebreiro Martínez-Val. Facultativo Especialista de Área, Coordinador de la Sección de Traumatología y Ortopedia Tarde, Hospital Universitario Ramón y Cajal, Madrid. Jefe de Unidad de Rodilla, Hospital Universitario HM Sanchinarro, Madrid.

Urología

Irene de la Parra Sánchez. Facultativo Especialista de Área, Servicio de Urología, Hospital Universitario Ramón y Cajal, Madrid.

César Mínguez Ojeda. Facultativo Especialista de Área, Servicio de Urología, Hospital Universitario Ramón y Cajal, Madrid.

Presentación

El manual que tienes entre tus manos, así como el resto de los **Manuales PROMIR®**, tiene como propósito proporcionar al estudiante de Medicina y opositor MIR una herramienta de gran ayuda para el estudio de las asignaturas clínicas del grado, así como para la preparación del examen MIR. El contenido del manual procede del temario de esta asignatura incluido en la **Plataforma PROMIR®**.

Una preparación virtual como **PROMIR®** presenta tres ventajas fundamentales:

- El **aprendizaje basado en preguntas** mediante la vinculación entre teoría y práctica, en un equilibrio perfecto que permite estudiar a partir de las preguntas, tanto con el comentario razonado como accediendo desde la pregunta a los puntos específicos del temario que tratan ese tema, y practicar desde el estudio teórico con preguntas integradas en el texto.
- La **inteligencia artificial**, que permite una **preparación integral e individualizada del MIR** (aprendizaje adaptativo que analiza el progreso del alumno) a partir de una única plataforma con todos los recursos necesarios para superar con éxito el MIR, accesible desde cualquier dispositivo. Desde el 2024 incorpora **MIRI®**, un ***chatbot* de inteligencia artificial generativa** entrenado específicamente con los contenidos de **PROMIR®**, que está a disposición de los alumnos 24×7 como un tutor virtual para ayudarles a realizar resúmenes, tablas comparativas, esquemas, algoritmos, mapas mentales o clarificar dudas.

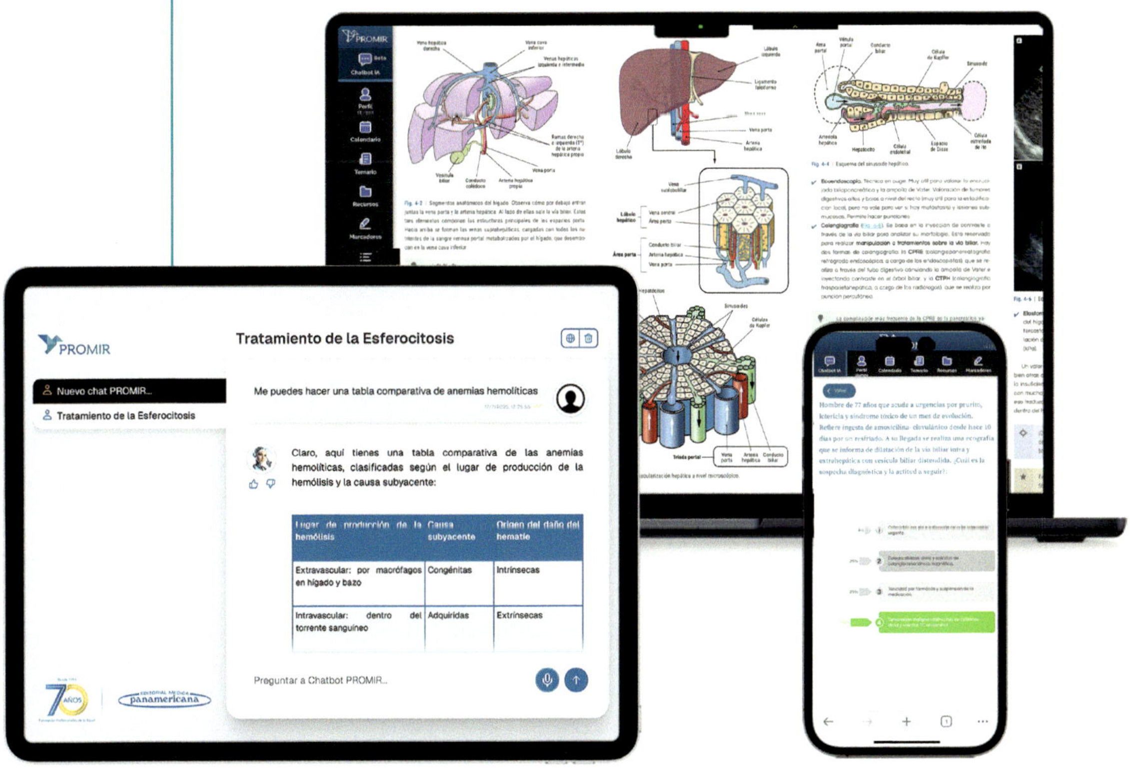

- La **permanente actualización de los contenidos**, que permite ajustar siempre el temario a las preguntas de la última convocatoria del examen MIR y a las últimas recomendaciones de la práctica clínica. Esto supone la incorporación de aquellos temas necesarios para su consulta y la actualización continua del temario.

Como en cada nueva edición, los contenidos reflejan no solo los últimos avances clínicos que se han incorporado al corpus de conocimiento de las distintas especialidades, sino también las tendencias del examen MIR. El temario de PROMIR® en plataforma revisa 30 asignaturas clínicas, que se recogen en 22 manuales impresos, para aquellos alumnos que, además del contenido *online*, prefieran estudiar en papel o para los que solo utilicen los manuales impresos.

Para esta edición se han revisado todas las asignaturas que componen el temario PROMIR®, muchas de ellas con cambios relevantes, tanto por los avances médicos y científicos, como por el abordaje específico que los coordinadores han querido implementar. Cabe destacar los siguientes cambios:

- **Urgencias.** En PROMIR® se ha apostado desde el inicio por incluir una asignatura dedicada a las Urgencias. Recientemente se ha reconocido por el Ministerio como nueva especialidad médica lo que confiere incluso más sentido a nuestra propuesta. Como novedad se ha incluido un nuevo tema dedicado a las *Urgencias por agentes externos*.
- **Contenidos más orientados al estudio.** En la mayoría de las asignaturas se ha optado por incluir nuevas tablas y algoritmos que facilitan el estudio ordenado de contenidos complejos. Como ejemplo, en Gastroenterología se han incluido tablas de comparación de los tipos de linfoma intestinal y en Neumología se incluyen nuevos algoritmos como el de la evaluación de la función pulmonar previa a la resección pulmonar en pacientes con cáncer de pulmón.
- **Importancia de la actualización de los tratamientos.** Un valor de PROMIR® es la posibilidad de actualizar casi a tiempo real los avances en los tratamientos que recogen las guías clínicas. Los manuales impresos, por lo tanto, reflejan estos últimos cambios validados. Por ejemplo, entre otras, en la asignatura de Enfermedades infecciosas se ha realizado un gran esfuerzo para que todos los tratamientos estén al día, dado que es un área con cambios significativos en el área terapéutica.
- **Asignaturas con un nuevo enfoque.** A veces no solo es necesaria la inclusión de las novedades en las clasificaciones clínicas o en el tratamiento, sino que los coordinadores optan por una revisión más completa de la materia y la forma de orientarla al estudio. En esta edición se han revisado de forma pormenorizada las asignaturas de Hematología, Ginecología y Obstetricia, Gastroenterología y Dermatología.

Los Manuales PROMIR® siguen fieles a su esencia: proponer un contenido sintético muy orientado a la clínica, con una redacción suficiente para permitir un estudio autónomo con sentido, acompañado de una profusa iconografía de excelente calidad (dibujos anatómicos, imágenes histológicas, de anatomía patológica, clínicas, de diagnóstico por imagen y técnicas diagnósticas y quirúrgicas, entre muchas otras) y multitud de recursos pedagógicos desplegados a lo largo de los distintos temas, como *Orientación MIR* al comienzo del tema y *Puntos clave*, con los conceptos más importantes como ayuda para realizar un repaso final. Además, a lo largo del texto se destacan trucos, reglas mnemotécnicas y todos los aspectos relevantes para el examen con el fin de lograr un estudio más eficaz.

La Orientación MIR destaca los puntos relevantes del tema dirigidos a la preparación del examen.

Orientación MIR

Es un tema poco importante del que sólo ha habido tres preguntas en los últimos 10 años. Las patologías más importantes son la neurofibromatosis de tipo 1 y la esclerosis tuberosa. Céntrate en los datos patognomónicos o muy típicos del resto de los cuadros.

Recuerda incluye reglas mnemotécnicas y trucos para ayudar a recordar y afianzar la memoria a largo plazo

Neurofibromatosis ⇒ 17 letras ⇒ cromosoma 17.
Neurofibromatosis tipo 2 ⇒ cromosoma 22.
Von Hippel-Lindau ⇒ 3 palabras ⇒ cromosoma 3.

Con el Enfoque MIR se orienta al alumno en el estudio de determinados contenidos para un resultado más eficaz.

Este tema quizás vaya cobrando mayor importancia dada la tendencia a incluir más preguntas en forma de casos clínicos.

Los Conceptos clave resaltan aspectos importantes del texto.

El **signo de Kussmaul** es un aumento de la presión venosa central durante la inspiración que se manifiesta como una distensión de la yugular. Indica un problema de llenado de las cavidades derechas, como ocurre en la pericarditis constrictiva.

En los Puntos clave se resumen los contenidos más importantes tratados en el tema

Puntos clave

- ✔ La mayor parte de los casos de pericarditis aguda son idiopáticos siendo la inmensa mayoría cuadros de bajo riesgo. En estos casos no es rentable realizar un diagnóstico etiológico ya que se asume que la mayor parte son por virus.
- ✔ El tratamiento de la pericarditis aguda se basa en el reposo, el uso de antiinflamatorios no esteroideos y la colchicina.

Nuestra intención es incorporar en cada edición de los **Manuales PROMIR®** los contenidos actualizados de la plataforma, de manera que el estudiante tenga la información más relevante para el próximo examen. Pero, sobre todo, queremos invitaros a conocer nuestra plataforma *online* para descubrir la verdadera potencia de un método diferente, más individualizado y eficiente, no solo para la preparación del MIR, sino también como complemento para el estudio de las asignaturas clínicas de Medicina o como compendio sintético de las distintas especialidades clínicas durante las rotaciones de los residentes en formación.

En la **Plataforma PROMIR®**, además del temario completo, los usuarios podrán encontrar una base de datos de más de 36.000 preguntas comentadas y razonadas, con las que aprender Medicina de una manera distinta, de la mano de nuestra metodología innovadora, que vincula teoría y práctica, para un aprendizaje más profundo, práctico y efectivo. Además, la inteligencia artificial permite al alumno, por un lado, su autodiagnóstico y la individualización de la preparación para adaptar el calendario y el estudio a cada perfil de alumno, y, por otro, disponer de un tutor virtual (MIRI®) que lo acompaña y facilita su preparación. En la plataforma, los usuarios también podrán encontrar centenares de videoclases y *masterclass* integradas en el temario, la posibilidad de realizar consultas en línea y resolver dudas a diario con los profesores de PROMIR®, un calendario completo de simulacros para entrenar en las mismas condiciones que el examen MIR, tutorías y revisiones de simulacros, tutorías de metodología, seminarios especiales para trabajar aspectos específicos del MIR, tutores *coach* y talleres de bienestar emocional y salud mental para cuidar los aspectos emocionales de los opositores. En definitiva, todo lo necesario para preparar el MIR en una única plataforma de excelente usabilidad.

Nuestro sistema de aprendizaje está alineado con las nuevas corrientes de educación médica que deben inspirar a las facultades de Medicina y que, a su vez, están en sintonía con el estilo de aprendizaje de las nuevas generaciones de alumnos. Este es el reto de transformación de la educación y formación médica que, desde Editorial Médica Panamericana y de la mano del **Equipo PROMIR®**, nos hemos trazado y al que creemos que con PROMIR® damos una respuesta satisfactoria.

El equipo PROMIR®

Índice de contenidos

1 Introducción

Orientación MIR

La psiquiatría es una asignatura muy diferente a las demás: no hay preguntas con imágenes, ni signos o síntomas patognomónicos y los tratamientos son difíciles de distinguir.
La psicopatología es importante, tanto para saber hacer diagnósticos en casos clínicos, como porque ha sido preguntada de forma teórica en varias ocasiones.

1. Clasificaciones en psiquiatría

Las dos que se utilizan son:

- DSM-5 (*Manual Diagnóstico y Estadístico de los Trastornos Mentales*): clasificación elaborada por la Asociación Americana de Psiquiatría, esta última edición ha sido publicada en 2013.
- CIE-11 (*Clasificación Internacional de Enfermedades*): es la utilizada por la Organización Mundial de la Salud y se ha publicado en Europa. La última edición es de febrero de 2022.

2. Psicopatología

La exploración psicopatológica es el eje central del examen del paciente psiquiátrico y se debe hacer de forma sistemática y completa (MIR 2013-2014, P225).

En ella se evalúan distintas alteraciones:

Alteraciones de la orientación: en lugar, tiempo y persona.

Alteraciones de la consciencia:

- **Somnolencia**: disminución leve del nivel de consciencia, tendencia a dormirse.
- **Estupor**: desconexión del medio, ausencia de movimiento (inhibición psicomotriz) y del habla (mutismo). Sólo pueden alcanzar un ligero estado de alerta mediante estímulos fuertes.
- **Coma**: grado profundo de inconsciencia, no responde a estímulos.
- **Hiperalerta**: por ejemplo, en episodios maniacos, en esquizofrenia y en intoxicación por drogas estimulantes.

Alteraciones de la atención:

- **Hipoprosexia**: disminución de la capacidad de mantener la atención, distraibilidad («pasa de un objeto a otro sin centrarse en ninguno»).
- **Hiperprosexia**: aumento de la atención. Estado de alerta excesivo ante cualquier estímulo. Ser incapaz de atender selectivamente a los estímulos que interesan frente a los que no, por lo que en realidad también implica distraibilidad («se fija en todo, pero no se centra en nada»).

> No confundir atención con nivel de consciencia. Por ejemplo, en el episodio maniaco puede haber hiperalerta con hipoprosexia.

Alteraciones de la psicomotricidad:

- **Actividad motora disminuida**: desde leve enlentecimiento hasta inhibición psicomotriz.
- **Actividad motora aumentada**: desde leve inquietud hasta agitación psicomotriz franca.

A veces se habla de **estupor** como grado extremo de inhibición psicomotriz, pero en el estupor hay otros síntomas además de ausencia de movimiento.

La **acatisia** es una forma particular de inquietud psicomotriz, que consiste en necesidad imperiosa de moverse, levantarse cuando se está sentado y caminar. Se relaciona con efectos adversos extrapiramidales y, por tanto, es un efecto secundario frecuente de los antipsicóticos.

La **catatonía** es un síndrome caracterizado por varias alteraciones en la psicomotricidad, de la consciencia y de la conducta. Puede encontrarse en la esquizofrenia, la depresión grave y el trastorno bipolar:

- Estupor.
- Catalepsia: mantenimiento de posturas extrañas, forzadas, incómodas y antigravitatorias. Implica la presencia de flexibilidad cérea: al mover un segmento corporal del paciente, existe una leve y constante resistencia, como si fuera de cera; pero al terminar, el paciente mantendrá esta postura.
- Ecolalia, ecomimia, ecopraxia: repetición por parte del paciente de las palabras, gestos y movimientos, respectivamente, que el explorador realiza.
- Manierismos y estereotipias: ambos son gestos y movimientos que se realizan de forma repetitiva, extraña y sin finalidad. Las estereotipias pueden ser simples, como balanceo del cuerpo; o complejas, como marcha en el sitio. Los manierismos son exagerados, teatrales y artificiales.
- Negativismo: oposición o ausencia de respuesta a instrucciones del entrevistador.

Alteraciones de la memoria:

- **Amnesia**: pérdida total o parcial de memoria. Tipos:
  - Anterógrada: incapacidad para aprender nueva información (tras el acontecimiento o lesión causante de la amnesia).
  - Retrógrada: incapacidad para recordar información previamente aprendida (la información que se almacenó antes del acontecimiento o lesión causante de la amnesia).
  - Lacunar: pérdida de memoria que se limita a un periodo de tiempo concreto, por ejemplo, tras intoxicaciones agudas de alcohol.

- **Confabulación**: creación de recuerdos inventados que sirven para rellenar las lagunas de memoria en un paciente con un síndrome amnésico. Es característica del síndrome de Korsakov de los alcohólicos.
- Pseudología fantástica: recuerdos inventados (que el sujeto llega a creerse) por una necesidad afectiva y de reconocimiento social.
- *Dejà vu* y *jamais vu*: respectivamente, sensación de haber vivido una situación concreta (no siendo cierto) o de nunca haberla vivido.

Alteraciones de la percepción (Tabla 1-1):

- **Ilusión**: percepción falseada. Hay un objeto real, que se percibe erróneamente. Por ejemplo: ver a una persona donde lo que hay es una sombra, interpretar un ruido como un insulto. Se puede dar en intoxicaciones por tóxicos, bajo estado anímico (ilusión catatímica), ansiedad, etc.
- **Alucinación y pseudoalucinación**: ambas son la percepción de un objeto que no existe (por ejemplo: ver personas cuando no hay nada). La diferencia entre ambas es que la alucinación sitúa el objeto en el espacio externo al sujeto y la pseudoalucinación en el espacio interno del sujeto (dentro de la mente). En ambos casos la percepción es vivida como real. Por ejemplo: ver personas cuando no hay nada. Tipos:
  - Auditivas: típicas de la esquizofrenia; sobre todo las voces comentadoras de la actividad del sujeto y las increpadoras (insultan).
  - Visuales: típicas de los trastornos orgánicos. Por ejemplo, las microzoopsias en el delirium tremens.
  - Táctiles: típicas de la intoxicación por cocaína, la persona tiene la sensación de que tiene hormigas debajo de la piel (formicación).
  - Olfatorias y gustativas: pueden aparecer en la epilepsia de lóbulo temporal.
  - Cenestésicas: en relación con la corporalidad sin provenir del tacto. Ejemplo: Sensación de estar hueco, de sufrir un desgarro interno de las vísceras, etc.

Para los autores clásicos, las pseudoalucinaciones auditivas (oír voces situadas dentro de tu cabeza) serían las típicas alteraciones de la percepción de la esquizofrenia. Sin embargo, en la práctica es difícil diferenciarlas de las alucinaciones. En adelante, cuando hablemos de «alucinaciones», hablaremos de alucinaciones o de pseudoalucinaciones, indistintamente.

Tabla 1-1. Alteraciones de la percepción

	Existe objeto real	¿Cómo experimenta el paciente la percepción?	¿Dónde se localiza la percepción?
Ilusión	Sí	Real	Exterior
Alucinación	No	Real	Exterior
Pseudoalucinación	No	Real	Interior
Alucinosis	No	Irreal	Exterior

- **Alucinosis**: percepción de un objeto que no existe, pero con conciencia de irrealidad, es decir, el paciente sabe que no es real. Suelen ser visuales. Por ejemplo, en el alcoholismo o enfermedades orgánicas.
- **Despersonalización**: sensación de no reconocimiento o de extrañeza hacia uno mismo.
- **Desrealización**: sensación de extrañeza o de irrealidad del entorno.

Alteraciones del lenguaje: el lenguaje es el único medio por el cual podemos explorar el pensamiento, por lo que las alteraciones del lenguaje están íntimamente ligadas con las alteraciones del pensamiento (Tabla 1-2).

Alteraciones del pensamiento:

- **Trastornos del curso del pensamiento = «forma de unir las ideas»** (Tabla 1-3):

- **Trastornos del contenido del pensamiento**:
  - **Ideas obsesivas**: intrusivas, reiterativas, egodistónicas (le producen malestar). El paciente sabe que son producto de su mente, pero igualmente le producen ansiedad.
  - **Pensamiento mágico**: creencia de que pensamientos, palabras o acciones pueden causar o prevenir eventos, sin que exista una causa-efecto comprobable entre ellos. Puede entenderse dentro del contexto cultural (creencias populares, superstición, religión...).
  - **Idea delirante o delirio**: idea falsa, irreductible a toda argumentación lógica e inmodificable por la evidencia empírica, que se genera por vía patológica (para diferenciarla del pensamiento mágico). Son primarias: causadas por un trastorno psicótico, no por otra enfermedad. Son más sistematizadas y elaboradas en el trastorno delirante crónico (más «creíbles», y menos en la esquizofrenia. Tipos según la temática:
    - **De perjuicio**: creer estar siendo atacado, perseguido o perjudicado. Las más frecuentes en esquizofrenia y trastorno delirante.
    - **De referencia**: sentir que las demás personas o los medios de comunicación hablan del sujeto.
    - **Somático**: en relación con la apariencia o funcionamiento del propio cuerpo. Un subtipo es el delirio de infestación (síndrome de Ekbom) en el cual el paciente cree estar infestado por parásitos, y es típico de la intoxicación por cocaína.
    - **De celos (síndrome de Otello)**: convicción delirante de que la pareja es infiel. Características del alcoholismo (MIR 2015-2016, P219).
    - **Megalomaníaco**: tener poderes o habilidades especiales, riqueza, títulos, etc. Típicas de la manía (trastorno bipolar).
    - **Erotomaníaco (síndrome de Clérambault)**: creer que una persona, habitualmente de nivel socioeconómico superior o famoso, está enamorada del sujeto y le manda mensajes ocultos (MIR 2003-2004, P158).
    - **Nihilista (síndrome de Cotard)**: creer que estás muerto, sin órganos, o que no existes. Típico de la depresión psicótica.
    - **De culpa y de ruina**: típicas de la depresión psicótica.

Tabla 1-2. Alteraciones del lenguaje

Elemento	Trastornos	
Articulación	**Disartria:** lenguaje mal articulado (p. ej. intoxicación por drogas)	
Intensidad	Hiperfónico: volumen muy alto Hipofónico: volumen muy bajo. Musitación: cuchicheo	
Tono	Aprosodia: monótono, sin entonación	
Velocidad	**Taquifasia o taquilalia:** aceleración. Puede acompañarse de **presión del habla:** difícil de interrumpir (p. ej. manía) **Bradifasia o bradilalia:** enlentecimiento. Puede acompañarse de **latencia de respuesta** (p. ej. depresión)	Cuando la velocidad es normal se llama **lenguaje fluido**
Cantidad	**Verborrea:** exceso de verbosidad, compulsión de hablar (≠ taquilalia) (p. ej. manía). Lo contrario es **lenguaje parco** (p. ej. esquizofrenia residual) **Mutismo:** ausencia total de lenguaje (p. ej. catatonía)	
Iteración	**Reiterativo:** hablar todo el rato sobre el mismo tema (p. ej. discapacidad intelectual) **Perseverante:** repetir constantemente la misma frase o pocas frases (p. ej. discapacidad intelectual) **Verbigeración:** repetición incesante y sin sentido, automatizada y estereotipada, de las mismas palabras o frases **Ecolalia:** repetición de la últimas palabras o sílabas emitidas por el interlocutor (p. ej. catatonía) **Palilalia o estereotipia verbal:** repetición de palabras de forma espasmódica, generalmente, con rapidez creciente (p. ej. Parkinson y otras demencias) **Coprolalia:** tipo de palilalia con palabras obscenas (p. ej. S. Gilles de la Tourette)	
Modo de expresión	**Circunstancial:** inclusión de excesivos detalles intrascendentes e innecesarios, con múltiples incisos y aclaraciones. Dificultad para distinguir lo fundamental de lo accesorio, pero no pierde la idea directriz y, si se le deja, llega a su objetivo (p. ej. TOC, deterioro cognitivo incipiente, esquizofrenia, epilepsia) **Prolijo:** aparente sobreabundancia de ideas, pero, en realidad, pobreza y simplismo de contenido, que se rellena con frases hechas, repeticiones, excesiva elaboración y pedantería (p. ej. deterior cognitivo avanzado, esquizofrenia, epilepsia) **Vago:** impreciso, sin definir la idea principal **Tangencial:** las respuestas no son consecuentes con las preguntas, son divagatorias, se va por las ramas «por la tangente», y pierde el hilo (p. ej. esquizofrenia). **Pararrespuesta:** Las respuestas sí guardan relación con la pregunta, pero son «provocativamente» erróneas. (-¿Cuántos dedos tiene una mano?- Seis), (p. ej. síndrome de Ganser). **Descarrilamiento = asociaciones laxas = fuga de ideas:** hay saltos de un tema a otro a gran velocidad. Las frases individuales tienen sentido, pero las relaciones entre ellas son laxas, incluso puede haber ilación por asonancia (p. ej. manía)	
Significación	**Neologismo:** palabra inventada (p. ej. esquizofrenia) **Paralogismo:** darle a una palabra un significado diferente del real. Utiliza palabras que existen, pero les da una acepción propia (p. ej. esquizofrenia) **Disgregado:** sin idea directriz, con ruptura de asociaciones normales. Resulta incomprensible para el interlocutor. Sintaxis y semántica conservadas (p. ej. esquizofrenia) **Incoherente = ensalada de palabras = esquizoafasia:** como el disgregado, pero además pérdida de corrección gramatical y semántica	

Tabla 1-3. Trastornos del curso del pensamiento

Elemento	Trastornos
Velocidad	**Taquipsiquia:** pensamiento acelerado. Se asocia a taquifasia +/- presión del habla **Bradipsiquia:** pensamiento enlentecido. Se asocia a bradifasia +/- aumento de la latencia de respuesta **Pensamiento saltígrado = fuga de ideas:** salto de un tema a otro a gran velocidad. Se corresponde con lenguaje descarrilado **Bloqueos del pensamiento:** interrupción brusca en el pensamiento que se expresa por una parada súbita en el discurso (p. ej. esquizofrenia)
Forma propiamente dicha	**Circunstancial** = que el de la alteración del lenguaje **Prolijo** = que el de la alteración del lenguaje **Tangencial** = que el de la alteración del lenguaje **Perseverante:** centrado en una idea, sin ser capaz de pasar a otros temas **Desorganizado:** sin idea directriz. Se corresponde con lenguaje disgregado. **Incoherente:** = que el lenguaje (MIR 2014-2015, P156). **Alogia:** empobrecimiento cognitivo, pensamiento vacío de contenido. **Estrechado:** centrado en su mundo interno, pobreza de temas, incapacidad para la visión en conjunto (p. ej. depresión)

- De Capgras: creer que las personas cercanas han sido sustituidas por dobles exactos.
- **Idea deliroide**: se diferencia de la idea delirante en que las deliroides son secundarias a otra patología psiquiátrica (por ejemplo, secundarias a estados depresivos o maníacos) o médica (por ejemplo, síndrome confusional agudo).
- **Idea sobrevalorada**: idea muy impregnada afectivamente, que rige gran parte de la actividad del sujeto. Sin tanta convicción como un delirio, es más manejable.
- **Interpretación delirante**: valoración errónea de hechos, ideas o actuaciones que han ocurrido en la realidad. La asociación entre los hechos y la interpretación de estos es «comprensible». Es más típico del trastorno delirante.
  Por ejemplo: «Un despacho de abogados ha alquilado un piso en mi edificio para abrir una oficina, eso significa que mis vecinos me van a demandar».
- **Percepción delirante**. Atribución de un significado anormal a percepciones reales, casi siempre en el sentido de autorreferencia. La asociación entre los hechos y la interpretación de estos es ilógica e incomprensible. Es más típico de la esquizofrenia.
  Por ejemplo: «Pasé por el salón de abajo, se cruzó conmigo el cocinero, se llevó el dedo a la nariz y me miró. Eso significa que me van a matar en la cocina». «La vecina de arriba ha arrastrado los muebles dos veces seguidas, eso significa que me van a secuestrar y ya no volveré a casa».

- Trastornos de la vivencia del Yo (típicos de la esquizofrenia):
  - **Difusión del pensamiento**: sensación de que los propios pensamientos son conocidos por los demás sin haber sido expresados.
  - **Eco del pensamiento**: oír los pensamientos propios en voz alta, como si los dijera por un altavoz.
  - **Inserción del pensamiento**: sentir que los pensamientos no son propios, sino que han sido insertados mediante algún mecanismo: chips, ondas magnéticas, etc.
  - **Control del pensamiento**: los pensamientos están dirigidos desde el exterior mediante poderes mágicos, máquinas, fuerzas telepáticas, etc.
  - **Robo del pensamiento**: sentir que han sido robados los pensamientos propios y por tanto se carece de ellos (puede haber bloqueos del pensamiento).
  - **Lectura del pensamiento**: sentir que los demás pueden leer la mente (telepatía).

Delirio no es sinónimo de esquizofrenia.

Alteraciones del estado de ánimo:

- **Ánimo depresivo o hipotimia**: en el que predominan sentimientos de tristeza junto con una disminución del impulso vital. La **anhedonia** es la incapacidad de sentir placer.
- **Ánimo maníaco o hipertimia**: elevación del estado de ánimo o euforia, que se acompaña de taquipsiquia e hiperactividad.
- **Alexitimia** o incapacidad para describir los sentimientos.

Alteraciones del afecto. El afecto es la expresión externa de las emociones y del estado de ánimo. Alteraciones:

- **Afecto incongruente**: por ejemplo, decir que se está muy triste, pero reirse. Se observa en la esquizofrenia.
- **Aplanamiento afectivo** (embotamiento afectivo, indiferencia emocional): capacidad mermada de expresar o de experimentar emociones. Ocurre en la esquizofrenia.
- **Labilidad afectiva**: cambios rápidos y repentinos en la expresión afectiva, sin relación con estímulos externos.

3. Principios de neuroquímica en psiquiatría

3.1. Neurotransmisores monoaminérgicos

Dentro de este grupo se hallan los siguientes:
Catecolaminas:

- **Dopamina (DA)**. Deriva del aminoácido tirosina por hidroxilación (a través de la tirosina hidroxilasa) y se degrada a ácido homovanílico (por la MAO, monoaminooxidasa). Hay cuatro circuitos dopaminérgicos:
  - Tuberoinfundibular: la DA inhibe la liberación de la prolactina por la hipófisis, de ahí el incremento de prolactina con los fármacos antipsicóticos.
  - Nigroestriado: responsable de los trastornos extrapiramidales.
  - Mesolímbico: relacionado con los síntomas psicóticos.
  - Mesocortical: al que se deben los síntomas negativos de la esquizofrenia.

Hay cinco tipos de receptores dopaminérgicos, pero el más importante es el D2. Se relaciona con la esquizofrenia, los síntomas psicóticos en los trastornos del ánimo y en las demencias, y con el circuito de recompensa cerebral de las toxicomanías o el síndrome de Gilles de la Tourette.

- **Noradrenalina (NA)**. Deriva de la dopamina y sus cuerpos neuronales se agrupan sobre todo en el tronco cerebral (locus coeruleus). Hay dos tipos de receptores: α y β, y algunos son inhibidores (α_2-presinápticos) y otros activadores (β_2-postsinápticos). Se relaciona con el trastorno de pánico, la abstinencia a opiáceos y los trastornos afectivos.

Serotonina (5-hidroxitriptamina, 5-HT). Deriva del aminoácido triptófano y se metaboliza por la recaptación por la MAO a ácido 5-hidroxindolacético. Sus neuronas se agrupan en los núcleos del rafe.

Se relaciona con trastornos afectivos, de ansiedad, trastorno obsesivo-compulsivo, control de impulsos, bulimia y esquizofrenia.

Acetilcolina. Se sintetiza a partir de colina y acetil-Coa. Se degrada por medio de la acetilcolinesterasa. Se localiza principalmente en el córtex, en la formación reticular del tronco cerebral y en los núcleos grises profundos (núcleo basal de Meynert).

Actúa en receptores muscarínicos y nicotínicos, y se relaciona con la regulación del sueño REM y la demencia de tipo Alzheimer.

3.2. Aminoácidos neurotransmisores

Se clasifican en activadores e inhibidores:

- Activadores:
  - Glutamato.
  - Aspartato.
- Inhibidores:
  - **GABA (ácido γ-aminobutírico).** Es el neurotransmisor inhibidor por excelencia. Tiene dos receptores: el GABA A, acoplado a un canal de cloro, es sobre el que actúan las benzodiacepinas, el GABA B, relacionado con la regulación del dolor de la espasticidad muscular.

Puntos clave

- Las clasificaciones de enfermedades que se utilizan en psiquiatría son el CIE-11 y el DSM-5.
- En la exploración psicopatológica, se evalúan distintas alteraciones y es el eje central del examen del paciente psiquiátrico por lo que se debe hacer de forma sistemática y completa.
- Neurotransmisores monoaminérgicos: catecolaminas (dopamina y noradrenalina), indolaminas (serotonina) y acetilcolina.
- Aminoácidos neurotransmisores: activadores (glutamato y aspartato) e inhibidores.

2 Actualización de los trastornos neuróticos

Orientación MIR

En importancia ocupa el tercer lugar dentro de la psiquiatría después de los trastornos del estado de ánimo y los trastornos psicótico. Sin embargo, han ocurrido cambios en las clasificaciones internacionales de enfermedades que, en los úlitmos años, sí han sido objeto de preguntas. Los trastornos de ansiedad son los más importantes, sobre todo saber diferenciar bien el trastorno de pánico. No se suele preguntar nada de los trastornos disociativos. Sí se debe diferenciar los aspectos farmacocinéticos de las benzodiacepinas y sus principales indicaciones.

El título de trastornos neuróticos, que antiguamente englobaba los trastornos presentes en este tema, ha quedado obsoleto. En las últimas versiones de la DSM-5 y la CIE-11 ha cambiado la clasificación de este conjunto de trastornos, escindiéndolos en distintos capítulos (MIR 2009-2010, P148). En las Tabla 2-1 y Tabla 2-2 están resumidas las diferencias de organización entre DSM-5 y CIE-11. Obsérvese que algunos capítulos y algunos trastornos tienen nombres ligeramente diferentes en ambas, pero son entidades equivalentes. La distribución de los trastornos por capítulos que vamos a seguir para el desarrollo de este tema es la de la DSM-5.

1. Trastornos de ansiedad

La **ansiedad** es un estado normal de respuesta a un estímulo externo en el que se activa la alerta y hay una preparación física y mental por la activación adrenérgica. La ansiedad es patológica cuando la respuesta es desproporcionada al estímulo o cuando provoca un nivel elevado de sufrimiento.

Los trastornos de ansiedad son los trastornos psiquiátricos más frecuentes en la población general, con una prevalencia del 17,7 %. Son más frecuentes en mujeres y su incidencia disminuye con la edad. Se asocian con frecuencia con síntomas depresivos o somáticos pero no con síntomas psicóticos (alucinaciones, delirios, etc.).

El diagnóstico psiquiátrico más frecuente es la fobia simple o específica. Y las crisis de angustia, la principal urgencia psiquiátrica.

1.1. Trastorno de pánico (o trastorno de angustia)

Éste es el trastorno más importante de cara al MIR. Es importante conocer la clínica. Es la primera causa de urgencia psiquiátrica.

Criterios diagnósticos DSM-5: un **ataque de pánico** o **crisis de angustia** es un período de unos minutos u horas de malestar o miedo intensos. Este malestar se expresa a través de la aparición de 4 o más de los siguientes síntomas:

1. Palpitaciones.
2. Sudoración.
3. Temblor.
4. Sensación de dificultad para respirar.
5. Sensación de ahogo.
6. Dolor o molestias en el tórax.
7. Náuseas o malestar abdominal.
8. Sensación de mareo, inestabilidad o aturdimiento.
9. Escalofríos o sensación de calor.
10. Parestesias.
11. Desrealización o despersonalización.
12. Miedo a perder el control o volverse loco.
13. Miedo a morir.

El **trastorno de pánico** o **trastorno de angustia** será aquel en el cual se expresen todos los criterios siguientes:

- Ataques de pánico recurrentes (debiendo cumplir los criterios diagnósticos previamente expuestos).
- Al menos a uno de los ataques de pánico le ha seguido uno o los dos hechos siguientes:
  - Inquietud o preocupación continua acerca de otros ataques de pánico o de sus consecuencias (volverse loco, perder el control, tener un infarto...).
  - Un cambio significativo de mala adaptación en el comportamiento relacionado con los ataques (ejemplo: comportamientos evitativos de situaciones que pueden precipitar los ataques).
- La alteración no se puede atribuir a otros trastornos mentales y no son atribuibles al efecto de una sustancia.

Epidemiología. Prevalencia entre 1 y 4 %, siendo entre 2 y 3 veces más frecuente en las mujeres. Suele aparecer con mayor frecuencia en adultos jóvenes. Factor social que puede preceder al trastorno de pánico es el antecedente de separación.

Curso. El curso de este trastorno es hacia la cronicidad y la recurrencia, con complicaciones de comorbilidad con el abuso de alcohol y ansiolíticos, la depresión o pensamientos suicidas.

Factores etiológicos. Los principales son:

- **Factores genéticos:** hay una mayor prevalencia en familiares de primer grado (18 % frente al 1-2 % de la población general). Se ha descrito una mayor incidencia ligado a dos trastornos: el prolapso de válvula mitral y el síndrome de hiperlaxitud articular.
- **Factores neurobiológicos:** se pueden provocar las crisis con distintas sustancias panicógenas, como el lactato sódico, el bicarbonato, el isoproterenol o la colecistoquinina, lo que demostraría una hipofunción GABA, una activación adrenérgica o una disfunción serotoninérgica.

Tabla 2-1. Clasificación según el DSM-5 de los antiguos trastornos neuróticos

Trastornos de ansiedad	Trastorno obsesivo compulsivo y trastornos relacionados (MIR 2020-2021, P088)	Trastornos relacionados con traumas y factores de estrés	Trastornos disociativos	Trastorno de síntomas somáticos y trastornos relacionados	Trastornos destructivos, del control de los impulsos y de la conducta
Trastorno de ansiedad por separación	Trastorno obsesivo compulsivo	Trastorno de apego reactivo	Trastorno de identidad disociativo (personalidad múltiple)	Trastorno de síntomas somáticos (somatización)	Trastorno negativista desafiante(*)
Mutismo selectivo	Trastorno dismórfico corporal	Trastorno de relación social desinhibida	Amnesia disociativa	Trastorno de ansiedad por enfermedad (hipocondría) (*)	Trastorno explosivo intermitente
Fobia específica	Trastorno de acumulación	Trastorno de estrés postraumático	Trastorno de despersonalización/ desrealización	Trastorno de conversión (síntomas neurológicos funcionales) (*)	Trastorno de la conducta(*)
Trastorno de ansiedad social (fobia social)	Tricotilomanía(*)	Trastorno de estrés agudo(*)	Trance disociativo	Trastorno facticio:(*) ✔ Aplicado a uno mismo (Munchausen) ✔ Aplicado al prójimo (Munchausen por poderes)	Piromanía
Trastorno de pánico	Trastorno de excoriación(*)	Trastorno de adaptación			Cleptomanía
Agorafobia		Trastorno de duelo complejo persistente			
Trastorno de ansiedad generalizada					

(*) Trastornos que están clasificados de manera diferente en DSM-5 y CIE-11 o que solo se contemplan en una de ellas.

- **Factores neuroanatómicos:** en el lóbulo frontal se centraría la producción de las conductas de evitación, en el *locus coeruleus* las crisis de angustia y en la amígdala y el *núcleo accumbens* la ansiedad anticipatoria.
- **Factores psicosociales:** acontecimientos vitales estresantes, abuso físico y sexual durante la infancia. Estas teorías apoyan que los ataques de pánico son defensas inadecuadas frente a estímulos que provocan ansiedad.

Diagnóstico diferencial. Se basa en descartar todas aquellas causas orgánicas que pueden desencadenar ansiedad Tabla 2-3 (MIR 2012-2013, P170; MIR 2006-2007, P157).

Debemos realizar el diagnóstico diferencial también con otros trastornos mentales, ya que las crisis de ansiedad pueden darse también en: fobias sociales y específicas, trastorno de ansiedad generalizada, trastorno de estrés postraumático e incluso en el trastorno obsesivo compulsivo.

Cuadro clínico. Es frecuente que el primer ataque de pánico o crisis de angustia sea espontáneo, en ocasiones se precede de ejercicio físico, malestar emocional, actividad sexual.... Debiendo buscar el patrón, si lo hubiera, de aparición de estos cuadros. Es frecuente también que los pacientes consulten por el miedo a tener una enfermedad grave durante la crisis (por ejemplo, un infarto, derivado del dolor torácico que se puede presentar en la crisis de angustia).

La crisis de angustia suele tener una duración de 20 a 30 minutos, comenzando con los síntomas vistos previamente que van creciendo en intensidad con rapidez, asociando en el paciente un miedo intenso y la sensación de muerte inminente.

Al progresar el trastorno la ansiedad puede generalizarse y pueden aparecer en los siguientes síntomas:

- Ansiedad anticipatoria (o miedo a tener una nueva crisis).
- Preocupaciones hipocondríacas (en relación a tener problemas de salud).
- Conductas de evitación de aquellas situaciones que el paciente percibe que le precipitan la crisis (pudiendo dar lugar a un trastorno por agorafobia).

Evolución y pronóstico. Este trastorno suele comenzar en la adolescencia tardía o al comienzo de la edad adulta. Su evolución suele ser hacia la cronicidad (alrededor del 50 % presentan sínto-

Tabla 2-2. Clasificación según el CIE-11 de los antiguos trastornos neuróticos

Trastornos relacionados con ansiedad o miedo	Trastorno obsesivo compulsivo y trastornos relacionados	Trastornos relacionados con el estrés	Trastornos disociativos	Trastornos de angustia corporal o de la experiencia corporal	Trastornos del control de los impulsos	Trastornos facticios(*)
Trastorno de ansiedad por separación	Trastorno obsesivo compulsivo	Trastorno de apego reactivo	Trastorno de identidad disociativo (personalidad múltiple)	Trastorno de angustia corporal (somatización)	Trastorno explosivo intermitente	Trastorno facticio aplicado a uno mismo (Münchausen)(*)
Mutismo selectivo	Trastorno dismórfico corporal	Trastorno de relación social desinhibida	Trastorno de identidad disociativo parcial(*)	Disforia de integridad corporal(*)	Trastorno de comportamiento sexual compulsivo(*)	Trastorno facticio aplicado al prójimo (Münchausen por poderes)(*)
Fobia específica	Trastorno de acumulación	Trastorno de estrés postraumático	Amnesia disociativa		Piromanía	
Trastorno de ansiedad social (fobia social)	Trastorno de referencia olfatoria(*)	Trastorno de estrés postraumático complejo(*)	Trastorno de despersonalización/ desrealización		Cleptomanía	
Trastorno de pánico	Hipocondría(*)	Trastorno de adaptación	Trastorno de síntomas neurológicos disociativos (conversivo)(*)			
Agorafobia	Trastornos de conductas repetitivas centradas en el cuerpo:(*) ✔ Tricotilomanía ✔ Trastorno de excoriación	Trastorno de duelo prolongado	Trastorno de trance			
Trastorno de ansiedad generalizada			Trastorno de trance posesión(*)			

(*) Trastornos que están clasificados de manera diferente en DSM-5 y CIE-11 o que solo se contemplan en una de ellas.

mas leves, un 10-20 % presentan síntomas significativos y en torno al 30-40 % pueden estar asintomáticos). Es frecuente que el trastorno de pánico se complique con patología comórbida como: agorafobia, otros trastornos de ansiedad, abuso de sustancias, abuso de ansiolíticos, síntomas depresivos o pensamientos suicidas.

Tratamiento. El tratamiento del trastorno de angustia consiste en la combinación de fármacos y psicoterapia. Se distingue el tratamiento según la fase de la enfermedad:

- ✔ En el momento de la crisis de angustia cualquier **benzodiacepina** unida a técnicas de relajación para el control de la respiración (por la hiperventilación que con frecuencia acompaña a la crisis) es lo más efectivo.
- ✔ El tratamiento del trastorno de angustia propiamente dicho o de mantenimiento se lleva a cabo con antidepresivos, sobre todo con inhibidores selectivos de la recaptación de la serotonina (**ISRS**) por su buena tolerancia y porque no crean dependencia. Como tardan unas semanas en iniciar su acción, se asocian a benzodiacepinas al principio del tratamiento, pero no a largo plazo por el riesgo de abuso/dependencia que crean.
- ✔ La duración del tratamiento farmacológico será entre 8 y 12 meses. Al retirarlo debe hacerse de manera escalonada y paulatina para evitar recaídas.
- ✔ La **psicoterapia cognitivo-conductual** es de primera elección para consolidar los efectos del tratamiento psicofarmacológico, en especial para la agorafobia, la hipocondría y la ansiedad anticipatoria.

Tabla 2-3. Causas orgánicas de ansiedad

Fármacos y sustancias	Estimulantes: cocaína, cafeína, anfetaminas, alucinógenos Algunos antidepresivos (inhibidores selectivos de la recaptación de serotonina o ISRS) Abstinencia de sustancias depresoras del sistema nervioso central (SNC): opiáceos, alcohol, benzodiacepinas Hipoglucemiantes orales, insulina, isoniazida, cicloserina, hormonas tiroideas, xantinas, corticoides, levodopa
Trastornos cardíacos	Prolapso de válvula mitral, angina de pecho o infarto de miocardio, rotura de aorta, crisis hipertensivas, taquicardias paroxísticas supraventriculares
Trastornos pulmonares	Tromboembolismo pulmonar, enfermedad pulmonar obstructiva crónica (EPOC), asma, neumotórax, hiperventilación
Trastornos endocrinometabólicos	Hipertiroidismo, hipotiroidismo, hiperparatiroidismo, hipoglucemia, feocromocitoma, síndrome de Cushing, enfermedad de Addison, síndrome carcinoide
Trastornos neurológicos	Epilepsia, síndromes confusionales, demencia
Otras enfermedades	Anafilaxia, deficiencia vitamina B_{12}, infecciones sistémicas, lupus eritematoso sistémico, arteritis de la temporal, uremia

1.2. Fobia específica

Una **fobia** es un temor desproporcionado y persistente a un objeto o una situación determinados. Puede ser o no reconocido como irracional o absurdo, no se puede controlar de forma voluntaria y genera conductas de evitación (que son las que perpetúan el trastorno). **Es el trastorno psiquiátrico más frecuente en la población general,** pero no genera habitualmente demanda de asistencia psiquiátrica ni grandes discapacidades.

Según la teoría psicoanalítica, el mecanismo de defensa típico de la fobia es el desplazamiento. Según la teoría del aprendizaje, se explican como un condicionamiento clásico entre un estímulo inicialmente neutro y una emoción desagradable.

La mayoría son esporádicas, lo que indica su etiología psicológica, pero existe cierta agrupación familiar en algunas, como la fobia a la sangre.

Las más comunes son las fobias a animales o a insectos, a estímulos ambientales como las tormentas o el mar, a la sangre, pinchazos o heridas, o a situaciones concretas como los aviones, los ascensores, la altura, los transportes públicos, etc.

Son tan frecuentes en los niños que se consideran parte de su desarrollo evolutivo. En los adultos la prevalencia es mayor en las mujeres.

Se presentan con una crisis de angustia, normalmente incompleta, y en ocasiones cuadros vagales (como en la fobia a la sangre).

El tratamiento de elección es la psicoterapia conductual, con técnicas de desensibilización en vivo. Se pueden utilizar benzodiacepinas en exposiciones a situaciones concretas, pero no resuelven el trastorno.

1.3. Agorafobia

(MIR 2018-2019, P232)

Es la ansiedad que se presenta al encontrarse en dos o más de las siguientes situaciones:

- Transporte público.
- Espacios abiertos.
- Sitios cerrados (teatros, cines, etc.).
- Hacer cola o estar en medio de una multitud.
- Estar fuera de casa sólo.

El temor o ansiedad ante estas situaciones debe ser persistente y durar al menos 6 meses.

Son situaciones en las que es difícil o embarazoso escapar o conseguir ayuda si se produce una crisis de angustia. Se suele mantener una ansiedad anticipatoria que no se produce en otras fobias y que es constante.

Puede ser la más incapacitante de las fobias por la interferencia negativa en el entorno laboral, social y familiar del paciente. Puede surgir como una complicación del trastorno de pánico.

Existe cierta agrupación familiar.

Tratamiento:

- No farmacológico: psicoterapia (conductual, cognitiva, orientada a la introspección...)
- Farmacológico: benzodiazepinas (los pacientes lo toman previo a enfrentarse con el estímulo fóbico), inhibidores selectivos de la recaptación de serotonina (prevenir recaídas).

1.4. Fobia social (o trastorno de ansiedad social)

Es el miedo a exposiciones sociales, por lo que el paciente siente inseguridad y angustia al hablar, comer o beber en público, o al dirigirse a desconocidos. Puede llegar a sufrir una crisis de angustia. Como consecuencia se pueden llegar a limitar patológicamente las actividades, llegando a un deterioro del funcionamiento social. Puede ser generalizada o simple (en determinadas situaciones exclusivamente). Se complica con frecuencia con el «alcoholismo social», utilizando este tóxico para desinhibirse. Es muy usual la asociación con el trastorno de personalidad por evitación y son frecuentes los antecedentes de trastorno por separación en la infancia.

Suele debutar en la adolescencia, sin clara diferencia entre sexos, aunque los varones consultan con más frecuencia. El mutismo selectivo en la infancia sería una forma precoz de fobia social. En algunas personas que han desarrollado este trastorno se ha observado un patrón de inhibición conductual en la infancia.

El tratamiento debe combinar psicofármacos y psicoterapia. Los psicofármacos que se utilizarán serán los ansiolíticos como las benzodiacepinas y los inhibidores selectivos de la recaptación de serotonina (estos últimos los mantendremos entre 6 y 12 meses). La psicoterapia más extendida es la cognitivo-conductual, pudiendo asociarse técnicas de relajación.

1.5. Trastorno de ansiedad generalizada

Cuadro clínico (MIR 2023-2024, P089): las características esenciales son la ansiedad y la preocupación sostenidas y excesivas que asocian síntomas de inquietud. Esta ansiedad resulta incapacitante, interfiriendo con otros aspectos de la vida del individuo. El tiempo mínimo deben ser 6 meses, debiendo ocurrir el cuadro la mayor parte de los días. Es frecuente que la forma de consultar de estos pacientes sea por síntomas somáticos como cefaleas, diarrea, temblores...

Se debe hacer el diagnóstico diferencial con otros trastornos de ansiedad en los que la ansiedad se produce en unas situaciones específicas, como el trastorno de angustia, donde la preocupación se refiere a la posibilidad de experimentar una crisis de angustia; la fobia social, donde la preocupación se presenta exclusivamente en situaciones sociales; los trastornos somatomorfos, donde la ansiedad se centra en la enfermedad, etc.

Es el trastorno psiquiátrico que más se presenta asociado a otros trastornos mentales (ansiosos, tóxicos, depresivos, somatomorfos, etc.).

El inicio se produce entre la adolescencia y la primera juventud y tiende hacia la cronicidad. La prevalencia es del 3-5 %. En la infancia se llama **trastorno por ansiedad excesiva infantil.**

El tratamiento consiste en una combinación de fármacos y de psicoterapia (entrenamiento en relajación y psicoterapia cognitivo-conductual). Se utilizan algunos antidepresivos. Las benzodiacepinas se tratan de limitar en el tiempo por el riesgo de dependencia, por lo que se utilizan como ansiolíticos algunos anticonvulsivos (pregabalina o gabapentina).

1.6. Otros trastornos de ansiedad

- **Trastorno de ansiedad debido a afección médica:** trastornos de ansiedad (ataques de pánico, ansiedad generalizada, obsesiones y compulsiones..) que se deben a los efectos directos de la enfermedad médica (ejemplo: feocromocitoma, crisis hipertensivas, epilepsia, neoplasias cerebrales, enfermedades cardiovasculares, intoxicaciones, hipoglucemias....). El tratamiento será el tratamiento primario de la enfermedad médica subyacente. Si persiste clínica ansiosa se tratará como el resto de trastornos de ansiedad.
- **Trastorno de ansiedad inducido por sustancias o medicamentos:** síntomas de ansiedad inducidas por el consumo de sustancias o medicamentos como factor causal primario. El tratamiento será el abandono de la sustancia casual.

2. Trastorno obsesivo-compulsivo y trastornos relacionados

2.1. Trastorno obsesivo-compulsivo

El trastorno obsesivo-compulsivo (TOC) se define por la existencia de obsesiones (pensamientos) y compulsiones (actos) que aparecen de forma repetitiva y producen un malestar significativo, en un paciente que comprende lo absurdo e irracional de su proceder y de sus pensamientos, pero que es incapaz de evitarlos.

Clínica. Se caracteriza por:

- **Obsesiones:** son ideas, pensamientos, imágenes o impulsos recurrentes y persistentes, que son indeseados o inaceptables, y aunque el paciente sabe que son producto de su mente, le provocan una intensa ansiedad, por lo que lucha por ignorarlos o suprimirlos. El carácter intrusivo de los pensamientos obsesivos los define como «egodistónicos», vividos forzadamente, sin acuerdo con el yo del sujeto.
- **Compulsiones:** son actos o comportamientos motores o mentales voluntarios, estereotipados, que el paciente se ve obligado a realizar como defensa frente al pensamiento obsesivo (MIR 2015-2016, P225) a pesar de reconocerlos como absurdos, pero que no los puede evitar por la gran angustia que le generan, y que disminuye cuando los lleva a cabo. El grado extremo de la compulsión es el **ritual**, en el que la compulsión adquiere un alto grado de complejidad, llegando a unas conductas estereotipadas «mágicas» que reducen el peligro del pensamiento obsesivo y, por tanto, disminuyen la angustia. En los casos más cronificados se ritualiza toda la vida, lentificándola, y en estos casos es más que dudosa la conciencia de enfermedad (MIR 2003-2004, P160).

Los contenidos de las obsesiones, y por tanto de las compulsiones a que dan lugar, son por orden de frecuencia (MIR 2006-2007, P158):

- Obsesión de contaminación y compulsión de limpieza (50 %): son las más frecuentes y consisten en el temor a contagiarse de una enfermedad o a contaminarse; se asocia al lavado compulsivo de manos Fig. 2-1.
- Obsesión de duda patológica y compulsión de comprobación (25 %), sobre todo de cerraduras, llaves de paso, limpieza, etc.
- Pensamientos intrusivos sin actos compulsivos aparentes (15 %): suelen ser de carácter agresivo, sexual o religioso, que resultan inevitables y angustiosos, como el temor de blasfemar en una iglesia, atacar a su hijo, etc.
- Obsesión por el orden y la simetría que da lugar a interminables compulsiones de colocación y comprobación (10 %).

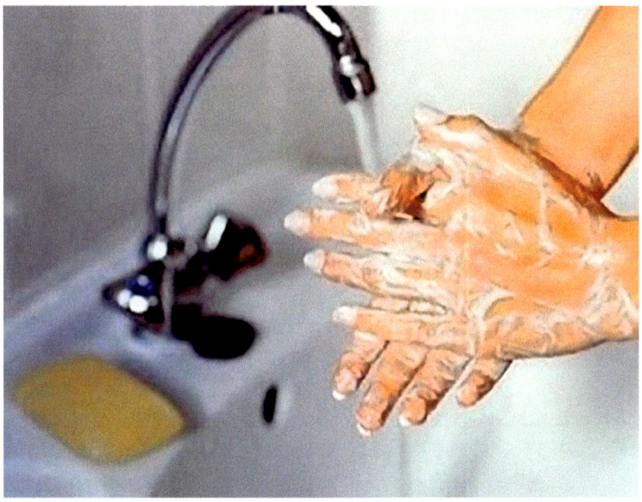

Fig. 2-1 | La compulsión más frecuente es el lavado de manos.

> ★ Mientras que en el TOC los pensamientos son reconocidos como propios y absurdos, en las psicosis se pierde el juicio de realidad.

En numerosos trastornos neurológicos (encefalitis, demencias, etc.) se describen síntomas obsesivoides. Se habla del «espectro obsesivo-compulsivo» como un grupo de trastornos mentales que comparten ciertos rasgos con el TOC (MIR 2005-2006, P163):

- Trastornos por tics (síndrome de Gilles de la Tourette)
- Trastornos del control de los impulsos: piromanía, tricotilomanía, cleptomanía, trastorno explosivo intermitente, ludopatía
- Trastornos de la conducta alimentaria
- Hipocondría
- Dismorfofobia
- Algunas toxicomanías
- Algunas parafilias
- Trastornos generalizados del desarrollo (autismo)

En 1998 se describió en niños el **Síndrome PANDAS** (*pediatric autoimmune neuropsychiatric disorders associated with streptococci*). Se trata de un grupo de trastornos neuropsiquiátricos asociados a una infección por estreptococo β-hemolítico del grupo A. Entre estos trastornos se encuentran la corea de Sydenham (que también es una complicación de la fiebre reumática), el trastorno obsesivo compulsivo, el trastorno de Gilles de la Tourette u otros trastornos de tics (MIR 2019-2020, P087).

Epidemiología. Su inicio suele ser insidioso en la adolescencia y en la juventud, de forma más precoz en varones. En la población general se presenta con una prevalencia del 2-3 %, igual en ambos sexos. En la infancia es más frecuente en varones. Es frecuente la comorbilidad con fobia social y depresión, y se suele presentar en pacientes con trastornos de personalidad previos, sobre todo el tipo obsesivo-compulsivo.

Etiología. El TOC posee numerosos datos de su **origen biológico**:

- Hay una clara tendencia a la agregación familiar, el 35 % de los familiares de primer grado están afectados.
- Existen alteraciones en la transmisión serotoninérgica.
- Hay una hiperactividad cerebral en los ganglios basales y lóbulos frontales (apreciables en la PET) que desaparece con el tratamiento.

Las **teorías psicológicas** identifican una alteración en el procesamiento de la información, con respuestas desproporcionadas y tendencia al pensamiento mágico. Pierre Janet describió como típico de estos pacientes la «psicastenia» o pérdida de seguridad en la realidad, con necesidad de verificación constante de los actos.

La **teoría psicoanalítica** propone como mecanismos de defensa la formación reactiva, la anulación y el aislamiento.

Curso y pronóstico. Suele ser crónico y progresivo, con fases de remisión y de exacerbación de los síntomas. La mayoría suelen ser leves y no demandan asistencia psiquiátrica pero los más graves pueden provocar un importante deterioro funcional. Como factores de **mal pronóstico** destacan la personalidad previa obsesiva, las alteraciones neuróticas en la infancia, el retraso en recibir tratamiento, la existencia de síntomas motores y formas monosintomáticas y la necesidad de hospitalización. El contenido de las obsesiones **no** se relaciona con el pronóstico. En un tercio de los pacientes con este trastorno existe un trastorno depresivo mayor, siendo importante explorar ideas suicidas.

Tratamiento. La combinación de fármacos y psicoterapia son eficaces en el 70 % de los casos:

- **Antidepresivos** (MIR 2004-2005, P155): los ISRS son de primera elección y se emplean también los antidepresivos tricíclicos (clomipramina) en casos de mala respuesta a ISRS, pero tienen más efectos secundarios. Se usan dosis más altas y períodos más prolongados de tiempo que en la depresión. La respuesta farmacológica a los inhibidores de la recaptación de serotonina es del 50-70 %, por lo que se hace necesario asociar psicoterapia para mejorar los resultados (MIR 2018-2019, P184).
- Si los ISRS o los antidepresivos tricíclicos no dan resultado se puede potenciar la eficacia con fármacos como el **litio**, **valproato** e incluso antipsicóticos atípicos como la **risperidona**.
- **Psicoterapia** (MIR 2009-2010, P151): se usan sobre todo las técnicas conductuales de exposición con prevención de respuesta, que son mantenedoras de la mejoría. No está indicada la psicoterapia psicoanalítica.
- **Otras terapias:** terapia electroconvulsiva y psicocirugía (cingulotomía), esta última se reserva para casos graves y resistentes.

2.2. Trastorno dismórfico corporal (dismorfofobia)

(MIR 2015-2016, P222; MIR 2009-2010, P152)

Se basa en la preocupación extrema por un defecto físico inexistente o exagerado por el paciente, normalmente de los rasgos faciales o de olor corporal desagradable, que puede llegar a deteriorar la funcionalidad social y laboral o académica. Los pacientes suelen invertir mucho tiempo en disimular «su defecto» o consultar a múltiples especialistas (dermatólogos, cirujanos plásticos, etc.), pero rara vez mejoran su sensación y se exponen al peligro de la yatrogenia. Algunos pacientes son conscientes de lo exagerado de su preocupación, pero otros carecen de introspección o incluso llegan a tener una creencia delirante.

Se inicia normalmente en la adolescencia y es más frecuente en mujeres.

Hay que diferenciarlo de:

- La anorexia nerviosa, donde también hay una distorsión de la imagen corporal, pero se acompaña de más sintomatología.
- El trastorno delirante de tipo somático, donde el pensamiento es delirante y por tanto irreductible con la razón.

Al ser una enfermedad del espectro obsesivo, en su tratamiento se usan antidepresivos tricíclicos (clomipramina) e ISRS. Incluso, en casos más graves se asocian antipsicóticos.

2.3. Trastorno de acumulación (síndrome de Diógenes)

Adquisición de cosas de poco valor o inútiles y la incapacidad para deshacerse de ellas, generando un gran desorden que interrumpe las actividades habituales. Conlleva un malestar importante en el individuo y alteración en su funcionamiento normal. Tratamiento que ha resultado más eficaz es la psicoterapia cognitivo-conductual basado en el entrenamiento para la toma de decisiones y la categorización, la exposición y la restructuración cognitiva. Los resultados del tratamiento farmacológico no son muy positivos.

2.4. Tricotilomanía (trastorno de arrancarse el pelo)

Trastorno caracterizado por la necesidad de arrancarse el propio pelo de forma recurrente. Los pacientes sienten ansiedad o tensión que calman tras el arrancado de pelo. Suele comenzar en la adolescencia. Existe cronicidad pero también hay remisiones. Los inicios tardíos (más allá de los 12 años) suelen tener peor pronóstico. Tratamiento suele implicar a dermatólogos y psiquiatras. A nivel de salud mental resultan eficaces los inhibidores selectivos de la recaptación de serotonina y la psicoterapia. A nivel de dermatología los esteroides tópicos y el clorhidrato de hidroxizina (antihistamínico).

2.5. Trastorno de excoriación

Consiste en el rascado y/o pellizcado recurrente que produce lesiones en la piel, asociando intentos repetidos de abandonar esta conducta, generando un malestar clínicamente significativo o deterioro en el funcionamiento. La ubicación más frecuente es la cara, pudiendo darse en otras zonas del cuerpo. Es habitual que los pacientes presenten tensión o nervios previamente a la conducta de rascado, que se alivia tras esta. Difícil de tratar. Se utilizan inhibidores de la recaptación de la serotonina y se ha utilizado la naltrexona (antagonista opiáceo). También resulta eficaz la psicoterapia.

3. Trastornos relacionados con trauma o factores de estrés

El DSM-5 reúne en este título:

- Las reacciones a situaciones traumáticas extremas: **trastorno de estrés postraumático y trastorno de estrés agudo.**
- Las reacciones a situaciones estresantes más comunes: **trastornos adaptativos.**
- En niños, el **trastorno de apego reactivo** (por maltrato o negligencia), en el que el niño ni busca consuelo ni se deja consolar, y muestra afecto retraído hacia los cuidadores, con alteración social secundaria.
- En niños, el **trastorno de relación social desinhibida**, en el que no hay reticencia a interactuar con adultos extraños y hay un comportamiento inadecuadamente familiar y desinhibido.

La CIE-11 es algo diferente:

- No se contempla el trastorno de estrés agudo, sino la reacción de estrés aguda (MIR 2024-2025, P072). Esta es considerada una reacción normal, no un trastorno, y se clasifica en un apartado de *Factores que afectan al estado de salud o causan contacto con servicios de salud.*
- Se contempla una categoría nueva: trastorno de estrés postraumático complejo: cumple todos los criterios del trastorno de estrés postraumático, y además incluye problemas graves en la regulación del afecto, pensamientos negativos persistentes sobre uno mismo y dificultades persistentes en mantener relaciones sociales.

El trastorno de duelo complejo persistente (DSM-5), equivalente al trastorno de duelo prolongado (CIE-11) forma en ambos casos parte de este subcapítulo. Sin embargo, por motivo didácticos se explicará en el siguiente apartado junto al duelo normal (el cual no es considerado un trastorno en ninguna clasificación).

3.1. Trastorno de estrés agudo y postraumático

Se producen tras la exposición a la muerte, lesión grave o violencia sexual, ya sea real o amenaza, en uno mismo o en personas allegadas. Se trata de acontecimientos más allá de la experiencia humana habitual, como catástrofes naturales, accidentes, robos con violencia, secuestros, atentados terroristas o agresiones sexuales.

Se habla de **trastorno de estrés agudo** cuando los síntomas aparecen después del trauma, y duran como mínimo 3 días y máximo un mes (MIR 2024-2025, P072).

Se habla de **trastorno de estrés postraumático** cuando los síntomas comienzan después del trauma y tienen una duración superior a un mes. Puede aparecer la sintomatología tras un período de latencia de 6 meses, es decir, **con expresión retardada.**

Clínica (MIR 2018-2019, P190). Las manifestaciones son:

- **Reexperimentación** del suceso traumático: en forma de recuerdos angustiosos, recurrentes, involuntarios e intrusivos; sueños angustiosos recurrentes o imágenes en vigilia (*flashbacks*), que aparecen con gran viveza y muchos detalles (cualidad casi fotográfica). Estos síntomas provocan un gran malestar psicológico y/o reacciones fisiológicas asociadas a la reexposición, como taquicardia, piloerección, sudoración o hiperventilación.
- **Conductas de evitación** persistentes: de estímulos relacionados con el suceso traumático o que son capaces de despertar recuerdos angustiosos.
- **Alteraciones negativas cognitivas y del estado de ánimo**: incapacidad de experimentar emociones positivas, pérdida de interés, sensación de extrañamiento de los demás, embotamiento afectivo, sensación de futuro desolador.
- **Fenómenos disociativos**: son aquellos en los que uno se distancia de la realidad, en respuesta a un estímulo traumático:
  - Amnesia disociativa; incapacidad de recordar una parte importante del suceso traumático.

- Escenas retrospectivas: el individuo se siente o actúa como si se repitiera el suceso traumático. La expresión más extrema es la pérdida completa de conciencia del entorno presente.
- Despersonalización: sentimiento de desapego del proceso mental o corporal, como si uno fuese un observador externo, puede sentirse el propio cuerpo como irreal.
- Desrealización: sensación de irrealidad del entorno, es decir, de que lo que me está ocurriendo no es real, por lo que el entorno se siente distante o distorsionado (lo irreal por tanto aquí es el entorno).

- **Síntomas de hiperalerta**, como irritabilidad, hipervigilancia, insomnio, problemas de concentración o respuesta de sobresalto exagerada.

Se puede complicar con cuadros depresivos o trastornos por abuso de sustancias. El curso es fluctuante, pero gran parte se recuperan.

En niños es frecuente observar juegos repetitivos que representan de manera directa o simbólica los sucesos relacionados, como jugar sexualmente con muñecas o estrellar un cochecito.

Epidemiología. Las características del trauma, del temperamento de la persona y del contexto social influyen en la probabilidad de padecerlo. Tras un desastre natural este trastorno afecta a un 15 % de las personas expuestas, y la incidencia aumenta cuando son provocados por el ser humano, llegando a un 80 % en caso de agresión sexual.

Factores que aumentan la vulnerabilidad a padecer un trastorno de estrés postraumático: sexo femenino, presencia de trauma infantil, vulnerabilidad genética, cambios vitales estresantes recientes, consumo de alcohol, rasgos de personalidad límite, paranoide, dependiente, antisocial...

Tratamiento. Es fundamentalmente psicoterapéutico. Los fármacos se prescriben sintomáticamente, son eficaces los antidepresivos (ISRS) y deben administrarse durante al menos 1 año (MIR 2010-2011, P144; MIR 2007-2008, P161). Las psicoterapias empleadas van desde la cognitivo-conductual, psicoanalíticas hasta el EMDR (*eye movement desensitization and reprocessing*) técnica relativamente nueva que resulta específica para el tratamiento del trauma. Consiste en que el paciente centre su mirada en el movimiento lateral del dedo del clínico mientras el clínico le pide que piense en una imagen traumática. Esto produce un efecto de desensibilización sistemática y reprocesamiento a nivel cognitivo que le lleva a integrar el trauma de manera más normalizada. Las intervenciones psicoterapéuticas grupales también han demostrado eficacia.

3.2. Trastornos de adaptación

Los pacientes desarrollan síntomas emocionales (ansiedad o depresión), como consecuencia de un factor estresante (problemas de pareja, laborales, de salud, económicos, etc.), que tienden a mejorar cuando desaparece el factor estresante o consiguen adaptarse a la nueva situación (MIR 2010-2011, P144; MIR 2007-2008, P161). Los síntomas aparecen como máximo 3 meses después de la aparición del factor estresante.

El malestar es desproporcionado a la gravedad o intensidad del estresante y provocan un evidente deterioro social, familiar o laboral.

Se diagnostica con más frecuencia en mujeres, y es uno de los trastornos psiquiátricos más frecuentes en pacientes hospitalizados.

Pueden ser **agudos** si la alteración dura menos de 6 meses o **persistente** si dura 6 meses o más.

El tratamiento se basa, según la gravedad, en la psicoterapia (es el tratamiento de elección) y/o fármacos antidepresivos (ISRS), de manera sintomática.

4. Duelo

Se pueden diferenciar dos procesos diferentes:

- **Duelo normal (duelo no complicado)** (MIR 2021-2022, P094). No es un trastorno. Se trata de la reacción normal ante la muerte de un ser querido, que puede incluir síntomas ansioso-depresivos: tristeza, rumiaciones acerca de la pérdida, rabia, culpa, insomnio, anorexia, pérdida de peso, incluso ideas de muerte ocasionales ("reunirse" con el difunto). El estado de ánimo sufre cambios a lo largo del día y evoluciona con el tiempo (tristeza por "oleadas"). Los síntomas son comprensibles y ajustados a la pérdida.
  Al ser un proceso normal, no precisa tratamiento antidepresivo. Algunos pacientes pueden solicitar tratamiento sintomático, que sí puede estar indicado de forma temporal: ansiolíticos e hipnóticos fundamentalmente.
  La duración y expresión del duelo normal varía según las distintas culturas. La tristeza y añoranza del fallecido pueden perdurar años.
- **Trastorno de duelo complejo persistente (duelo complicado).** La diferencia con el duelo normal no es tanto el tipo de síntomas, sino la intensidad y duración de éstos, que se tornan intensos y persistentes. Produce importante interferencia en el funcionamiento de la persona.

5. Trastornos disociativos

Se caracterizan por una interrupción en la integración normal de la conciencia. Son un conjunto de trastornos que presentan **síntomas psíquicos** que son incongruentes, es decir, que no se corresponden con una enfermedad psiquiátrica común.

En la CIE-11 los trastornos conversivos se clasifican dentro de los trastornos disociativos (ambos -pero no exclusivamente ellos dos- constituyen la entidad antiguamente denominada «histeria»). Lo cierto es que trastornos disociativos y conversivos comparten similitudes:

- Son de aparición brusca.
- Se presentan tras un trauma.
- Son procesos inconscientes.
- No tienen un tratamiento específico, se pueden utilizar ansiolíticos como apoyo, y en ocasiones ha sido efectiva la hipnosis.

5.1. Trastorno de identidad disociativa (personalidad múltiple)

Se caracteriza por la presencia de dos o más estados de la personalidad distintos, que se pueden describir en algunas culturas como una experiencia de posesión. Se trata de un trastorno muy infrecuente y puesto en duda fuera de Estados Unidos. Es frecuente la historia de abuso sexual en la infancia o experiencias abrumadoras. Hay que descartar el uso de sustancias tóxicas o una epilepsia parcial compleja.

Se trata de un trastorno muy infrecuente y tradicionalmente era puesto en duda fuera de Estados Unidos (no existía en la CIE-10). Sin embargo, en la CIE-11 sí está reconocido y aparece como una nueva entidad diagnóstica.

5.2. Amnesia disociativa (o psicógena)

Es la forma de trastorno disociativo más frecuente. Se trata de la incapacidad para recordar información autobiográfica importante, generalmente de naturaleza traumática, que es incompatible con el olvido ordinario. Se suele resolver de manera brusca y completa.

Puede acompañarse o no de **fuga disociativa**, que consiste en deambular aparentemente con un propósito o vagabundeo desorientado.

Se debe hacer el diagnóstico diferencial con los *blackouts* alcohólicos (lagunas mentales tras una intoxicación), una lesión cerebral, abuso de benzodiacepinas o epilepsia temporal.

5.3. Trastorno de despersonalización/desrealización

Ambos, como síntomas, son muy frecuentes y se asocian sobre todo a ansiedad, aunque se pueden presentar en cuadros depresivos, en la esquizofrenia, en episodios de abuso de sustancias (sobre todo alucinógenos) o en la epilepsia temporal.

- ✔ La **despersonalización** es la experiencia de irrealidad, distanciamiento, o de ser un observador externo respecto a los propios pensamientos, sentimientos o sensaciones del propio cuerpo.
- ✔ La **desrealización** es la experiencia de irrealidad o de distanciamiento respecto al entorno.

Los síntomas de despersonalización y/o de desrealización transitorios que duran unas horas son comunes en la población general pero la prevalencia del trastorno completo es del 2% y en una proporción de género de 1:1.

5.4. Otros trastornos disociativos

- ✔ **Trance disociativo**: es la reducción aguda o la pérdida completa de la conciencia del entorno inmediato, que se manifiesta como apatía o insensibilidad intensa a los estímulos del entorno.
- ✔ **Síndrome de Ganser (pseudodemencia disociativa)**: es un estado de confusión con desorganización del lenguaje, respuestas aproximadas, perplejidad y alucinaciones que aparece de manera brusca en pacientes con trastornos de personalidad. Su primera descripción fue en prisioneros o encarcelados. Se trata de una entidad en desuso, porque no aparece en ninguna de las dos clasificaciones actuales.

6. Trastornos de síntomas somáticos y trastornos relacionados

Son un grupo de trastornos (MIR 2009-2010, P148) que tienen en común el presentarse como **síntomas físicos** que sugieren una enfermedad médica, pero las pruebas complementarias, los hallazgos de la exploración y/o los mecanismos fisiopatológicos no son congruentes. Se suelen presentar en personas **alexitímicas**, es decir, con dificultad para expresar sus emociones.

6.1. Trastorno de síntomas somáticos

Antiguamente llamado trastorno de somatización, en el MIR puede ser preguntado en forma de caso clínico (MIR 2015-2016, P224). Hay que entender los conceptos para poder hacer el diagnóstico diferencial entre ellos.

Se presenta con un conjunto de síntomas físicos (dolores, sexuales, gastrointestinales, etc.) que son subjetivos y aparecen normalmente antes de los 30 años. Se produce una incesante historia de consultas médicas y exploraciones complementarias sin que se objetive una enfermedad física, lo que acaba deteriorando la vida laboral y social del paciente. Los pacientes no reconocen una patología psiquiátrica porque no son conscientes de que este es el origen del trastorno. Si existiera una enfermedad orgánica concomitante, el deterioro físico o social es desproporcionado al grado de gravedad de la enfermedad orgánica. Los síntomas no se provocan voluntariamente ni se trata de un trastorno ficticio o una simulación (MIR 2004-2005, P162).

Se presenta en una relación mujeres/hombres de 5:1. El curso es fluctuante y con tendencia a la cronicidad. Hay una alta asociación familiar. Es frecuente la comorbilidad con ansiedad o depresión y puede existir un trastorno de personalidad de base.

El tratamiento debe ir encaminado al seguimiento por parte de un solo especialista para evitar la frecuente yatrogenia a la que da lugar. Se utilizan los antidepresivos o ansiolíticos según la sintomatología comórbida.

6.2. Trastorno de ansiedad por enfermedad (hipocondría)

Es la preocupación por tener o contraer una enfermedad, en ausencia de síntomas somáticos, o, si están presentes, son únicamente leves. La preocupación es claramente excesiva o desproporcionada Fig. 2-2. Conlleva un elevado nivel de ansiedad y una multitud de comportamientos relacionados con la salud (como la autoobservación excesiva) para comprobar repetidamente si existen en su cuerpo signos de la supuesta enfermedad. Los pacientes se exponen a un sinfín de pruebas diagnósticas.

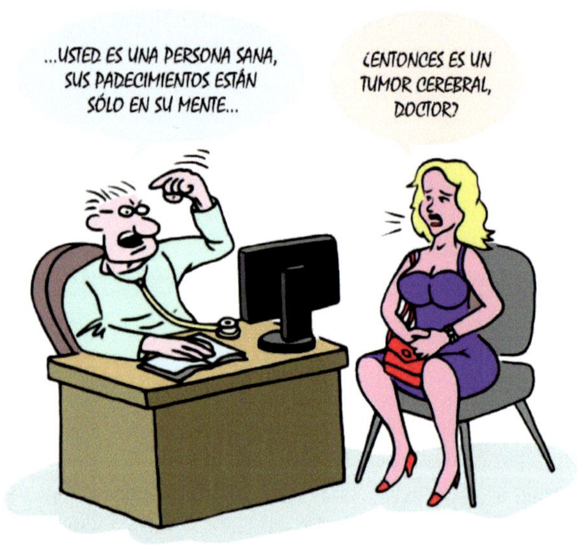
...USTED ES UNA PERSONA SANA, SUS PADECIMIENTOS ESTÁN SÓLO EN SU MENTE...
¿ENTONCES ES UN TUMOR CEREBRAL, DOCTOR?

Fig. 2-2 | Hipocondría.

Aunque en muchos casos (no en todos) el paciente comprende que es excesiva su preocupación, no puede evitarla. Tras visitar al médico se tranquilizan durante un breve período de tiempo, pero enseguida vuelve la preocupación. Sin embargo, **suelen incumplir los tratamientos por miedo a los efectos secundarios.**

Hay que hacer el **diagnóstico diferencial** con:

- El **trastorno delirante hipocondríaco,** por la creencia firme del sujeto a padecer una enfermedad, inamovible con la opinión médica.
- Las preocupaciones hipocondríacas que aparecen en el **trastorno depresivo o en los trastornos de ansiedad,** y que no son los síntomas fundamentales de la enfermedad.
- El delirio hipocondríaco que aparece en la **depresión con síntomas psicóticos** o en la **esquizofrenia.**
- El **TOC,** en el que los pensamientos son intrusivos y se centran más en padecer una enfermedad en el futuro.

Hay que especificar en el diagnóstico si es del **tipo «con solicitud de asistencia»** o del **tipo « con evitación de asistencia»** , por el enorme miedo que les provoca el posible diagnóstico.

La duración es como mínimo de 6 meses.Tiende a ser crónico y recurrente, pero en ocasiones los pacientes tienen largos períodos libres de enfermedad. Son muy resistentes a los tratamientos psiquiátricos.

En el trastorno de síntomas somáticos el paciente «se queja» de sus síntomas; en la dismorfofobia o en la hipocondría «está preocupado» por tener un defecto físico o una enfermedad, respectivamente; y en el trastorno conversivo, la exploración neurológica no concuerda.

En todos ellos el riesgo de yatrogenia es alto. **Los síntomas no son causados voluntariamente o fingidos,** a diferencia del trastorno facticio o la simulación.

6.3. Trastorno de conversión (trastorno de síntomas neurológicos funcionales)

Se presenta con uno o más síntomas neurológicos de alteración de la función sensitiva y motora voluntaria, incompatibles con las afecciones médicas o neurológicas reconocidas. Estos síntomas no están provocados de forma intencionada, suelen ser de aparición brusca y en la exploración presentan una incoherencia anatómica (por ejemplo, el signo de Hoover: se aprecia una debilidad en la extensión de la cadera y se recupera la fuerza normal tras la flexión contra resistencia de la cadera contralateral).

Clínica. Destacan como síntomas: debilidad o parálisis, movimientos anómalos (temblor, distonía, mioclonía, marcha anormal), alteraciones en la deglución, disfonía o afonía, ataques o convulsiones, anestesia o pérdida sensitiva de vista, olfato o audición. El inicio puede estar asociado a un trauma, ya sea de naturaleza psicológica o física. La posible relevancia etiológica de este trauma se puede sugerir por la estrecha relación temporal. Sin embargo, aunque es importante evaluar la existencia de un trauma, su ausencia no debe excluir el diagnóstico (MIR 2011-2012, P159).

Diagnóstico. Para hacer el diagnóstico de trastorno de conversión no es necesario asegurar que los síntomas no son fingidos, ya que no se puede discernir con certeza absoluta la ausencia de simulación. Se asocia con la ausencia de preocupación por la naturaleza o las implicaciones del síntoma («*la belle indifférence*»), pero no es específica de este trastorno y no se debe utilizar para hacer el diagnóstico, al igual que la «**ganancia secundaria**», es decir, cuando las personas obtienen beneficios externos como el dinero o la liberación de responsabilidades.

Curso. Puede ser un **episodio agudo** (menos de 6 meses) o **persistente** (6 meses o más). Si se resuelve en las primeras semanas, tiene buen pronóstico, pero si los síntomas se cronifican más de 1 año, es difícil que desaparezcan.

Pronóstico (MIR 2013-2014, P223). Son factores de buen pronóstico:

- Inicio brusco.
- Estrés identificable.
- Cociente intelectual elevado.
- Escasa duración de los síntomas.
- Ausencia de temblores o convulsiones (pseudocrisis).
- Ausencia de beneficios financieros relacionados con la enfermedad.

Epidemiología. Es más frecuente en mujeres (2-5:1) y en niveles socioeconómicos bajos. La edad de inicio es la adolescencia o principios de la edad adulta.

Etiología. La psiquiatría tradicional explica el trastorno como la forma que el individuo tiene de enfrentarse a un conflicto inconsciente («ello»): al ser algo inaceptable, conflictivo o doloroso para el consciente («yo»), éste se refugia produciendo síntomas físicos («ganancia primaria»), y así tiene derecho a cuidados de los demás o ventajas («ganancia secundaria»). Según el psicoanálisis, los mecanismos de defensa son la represión, la conversión y la disociación, estableciendo la existencia de una fijación en la fase fálica del desarrollo psicosexual.

Tratamiento. No hay indicaciones de elección. La psicoterapia trataría de averiguar cuál es el conflicto inconsciente y hacerlo consciente para su resolución.

6.4. Trastorno facticio

Consiste en la falsificación (fingimiento) de signos o síntomas físicos o psicológicos, o bien la producción artificial de estos. El objetivo es la adquisición del **rol de enfermo**, por la necesidad psicológica de recibir cuidados. Al igual que en la simulación, la falsificación o inducción de síntomas se realiza **de forma voluntaria**, pero, a diferencia de esta, en el trastorno facticio **no existe una recompensa material directa**, como en la simulación (en la cual hay una motivación económica o legal).

Se puede tratar de un episodio único o de episodios recurrentes.

Hay **dos formas clínicas**:

- ✔ **Trastorno facticio aplicado a uno mismo (síndrome de Münchausen)**: más frecuente en hombres de edad avanzada y con rasgos de personalidad antisocial.
- ✔ **Trastorno facticio aplicado a otros (síndrome de Münchausen por poderes)**: se da cuando se presenta a otro (normalmente a un hijo menor de edad) como enfermo, y a sí mismo (en la mayoría de los casos es la madre) como víctima/cuidador. Constituye una forma de maltrato infantil. La clínica suele ser en forma de cuadros abdominales o hemorrágicos. El cuidador presenta gran preocupación por la salud de su hijo, se involucra en su cuidado y no suele levantar sospechas en el personal sanitario. Puede provocar los síntomas añadiendo sangre a la orina o heces del niño, o privándole de alimento para que parezca que no puede aumentar de peso, o calentando los termómetros para que parezca que el niño tiene fiebre, o inventando resultados de pruebas de laboratorio, o dándole fármacos para provocarle vómito o diarrea, o incluso llegando a infectar una vía intravenosa para enfermar al niño. Este trastorno es muy difícil de tratar y suele escapar de la atención psiquiátrica. Los cuidadores a menudo tienen amplios conocimientos sobre cuidado médico. El pronóstico es muy malo por la escasa conciencia de enfermedad del/la paciente.

> ★ La **simulación** no es un trastorno psiquiátrico, sino un problema legal frecuente, en el que el sujeto tiene una motivación económica o legal y en el que suele existir un trastorno de personalidad asociado.

6.5. Otros trastornos de síntomas somáticos y trastornos relacionados

Este grupo engloba a los trastornos psiquiátricos de síntomas psiquiátricos que no cumplen todos los criterios diagnósticos de las anteriores categorías.

Un ejemplo es la **pseudociesis**, o creencia falsa de estar embarazada, que se asocia a signos y síntomas de embarazo.

7. Trastornos del control de los impulsos y de la conducta

Son un grupo de trastornos caracterizados por:

- ✔ La dificultad de resistirse a un impulso, una motivación o una tentación de llevar a cabo un acto perjudicial para sí mismo o para los demás.
- ✔ La sensación de activación o tensión interior antes de llevar a cabo el acto.
- ✔ Liberación, placer o gratificación cuando se realiza.
- ✔ Puede haber o no planificación previa y puede aparecer o no sentimiento de culpa posterior.

En todos ellos se encuentra un descenso en los niveles de ácido 5-hidroxindolacético (5-HIIA), metabolito de la serotonina, en el líquido cefalorraquídeo. Por ello, en su tratamiento son de ayuda los fármacos serotoninérgicos (ISRS), pero es de elección la psicoterapia cognitivo-conductual. En los últimos tiempos se postula la efectividad de los fármacos antiepilépticos (topiramato, oxcarbamacepina), del litio y en menor medida de los β-bloqueantes.

Existe una marcada comorbilidad con el trastorno por déficit de atención (TDAH), la epilepsia y el retraso mental.

Trastornos incluidos:

- ✔ **Trastorno negativista desafiante**: patrón muy recurrente de enfado, irritabilidad, discusiones, actitud desafiante o vengativa.
- ✔ **Trastorno explosivo intermitente**: arrebatos recurrentes de descontrol de impulsos agresivos, verbales o físicos. La agresividad expresada es desproporcionada frente a la provocación.
- ✔ **Trastorno de la conducta**: no se respetan los derechos básicos de otros, las normas o reglas sociales, lo que se manifiesta por agresión a personas y animales, destrucción de la propiedad, engaño o robo. El inicio es en la infancia o adolescencia.
- ✔ **Cleptomanía**: impulso irresistible de robar objetos que no son necesarios ni valiosos.
- ✔ **Piromanía**: provocación repetitiva de incendios de forma deliberada e intencionada, mostrando fascinación, interés, curiosidad o atracción por el fuego o su contexto.

8. Tratamientos ansiolíticos

8.1. Benzodiacepinas

Son un grupo de fármacos con cuatro acciones: ansiolítica, miorrelajante, anticonvulsivante e hipnótica.

Mecanismo de acción. Las benzodiacepinas ejercen su misión al unirse a la subunidad A de los receptores neuronales del ácido γ-aminobutírico (GABA), llamada receptor benzodiacepínico, con lo que se incrementa la afinidad del mismo por el GABA, se provoca la mayor apertura del canal de cloro que forma dicho receptor y así resulta una hiperpolarización de la membrana neuronal que la hace menos excitable. Las benzodiacepinas son agonistas de estos receptores y estimulan la función del GABA. El GABA es el principal neurotransmisor con efecto inhibidor y sus receptores cerebrales y medulares son el 40% de las sinapsis.

Existen grandes diferencias entre la potencia de las distintas benzodiacepinas, por lo que el margen de seguridad es muy variable en caso de sobredosis. Los barbitúricos, el clometiazol o el alcohol actúan sobre el mismo complejo GABA-A, pero directamente en el canal del cloro (Fig. 2-3).

Farmacocinética. Al igual que todos los psicofármacos, son liposolubles, se acumulan en tejido graso (por ejemplo, en el cerebro), atraviesan las barreras hematoencefálica y fetoplacentaria y pasan a la leche materna. Su absorción se realiza por vía oral y también pueden administrarse por vía intravenosa lenta (como en el estatus epiléptico) pero por esta vía se incrementa la posibilidad de depresión del SNC. La administración intramuscular es inusual por lo impredecible de su absorción. Hay preparados específicos para su administración por vía rectal (para convulsiones febriles del lactante) y también se pueden administrar por vía sublingual, nasal o subcutánea.

La metabolización es hepática, excepto para el lorazepam, oxacepam y temazepam, por lo que son de primera elección en caso de insuficiencia hepática. La eliminación es renal.

Clasificación. Según su vida media* se clasifican en:

- Acción prolongada: (semivida plasmática > 24 horas): diazepam, clorazepato, clonazepam, flurazepam.
- Acción intermedia/corta (6-24 horas): lorazepam, bromazepam, alprazolam, lormetazepam.
- Acción ultracorta (< 6 horas): midazolam y triazolam (MIR 2010-2011, P201).

*Se cuenta la vida media del fármaco y sus metabolitos activos, si los tiene.

Y según **su potencia**:

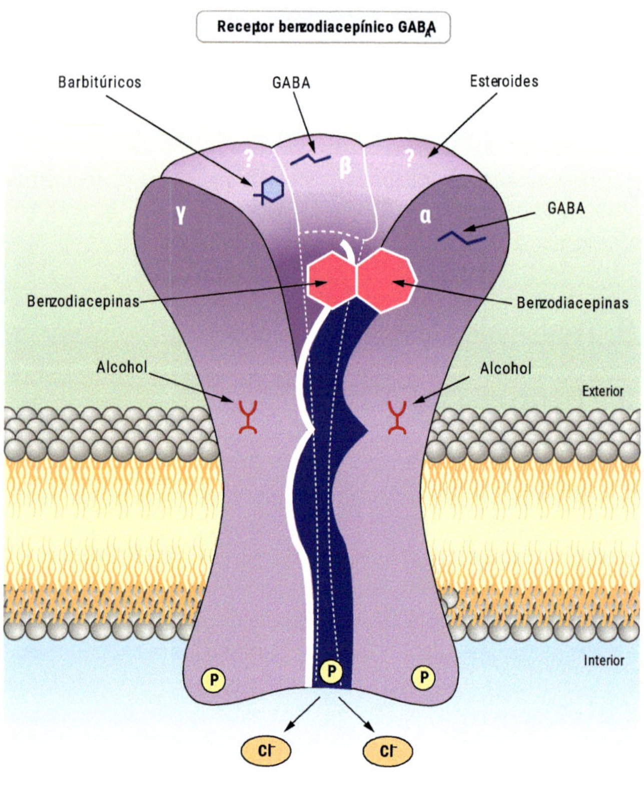

Fig. 2-3 | Receptor benzodiacepínico.

- Alprazolam +++++
- Lorazepam ++++
- Diazepam +++
- Bromazepam +++
- Flunitrazepam ++
- Clonazepam ++
- Clorazepato ++
- Ketazolam ++

> La elección de una benzodiacepina dependerá de la potencia deseada y de su farmacocinética. Por ejemplo, midazolam y triazolam son de vida media tan corta que sólo se utilizan en la inducción del sueño, mientras que lorazepam o alprazolam precisan de varias tomas al día.

Indicaciones. Se emplean en:

- **Trastornos de angustia:** se utilizan en caso de crisis (diazepam o alprazolam, de mayor potencia) y en su prevención (clonazepam), aunque en este último caso se prefieren los antidepresivos (paroxetina) para evitar el uso prolongado por el riesgo de dependencia.
- **Trastorno de ansiedad generalizada (TAG):** también durante tiempo limitado y son preferibles los antidepresivos.
- **Trastorno por estrés postraumático, trastornos fóbicos y trastornos obsesivos:** sólo aportan un alivio sintomático.
- **Insomnio de conciliación:** se usan las de vida media corta (triazolam, lorazepam)(MIR 2011-2012, P198).
- **Insomnio de despertar precoz:** se usan las de vida media larga (diazepam, clonazepam, flurazepam, flunitrazepam). En cualquier caso, se utilizarán en tandas cortas de tratamiento (3 semanas) con períodos de descanso.
- **Síndrome de piernas inquietas y otras parasomnias:** se usan las de vida media larga (clonazepam), pero preferiblemente los agonistas dopaminérgicos.
- **Síndrome de abstinencia al alcohol:** son el tratamiento de elección, incluso por vía intravenosa en caso de *delirium tremens.*
- **Agitación** en intoxicaciones por drogas y cuadros de abstinencia (por ejemplo, opiáceos).
- **Trastorno bipolar I:** se emplean como sedantes en el episodio maníaco hasta que hacen efecto los eutimizantes. El clonazepam tiene acción estabilizadora a largo plazo.
- **Contracturas musculares y espasmos musculares:** sobre todo diazepam y tetrazepam.
- **Anestesia y sedación:** de elección una de vida media ultracorta como el midazolam.
- **Crisis epilépticas y estatus epiléptico:** de elección el diazepam; el clonazepam y el clobazam se utilizan en epilepsias refractarias, sobre todo si son mioclónicas.

Contraindicaciones. Miastenia *gravis*, insuficiencia respiratoria grave, síndrome de apnea-hipopnea del sueño e insuficiencia hepática grave (pueden provocar encefalopatía hepática). De forma relativa se contraindican en el embarazo: en el primer trimestre por asociación con mayor riesgo de paladar hendido y labio leporino, y en el tercer trimestre por riesgo de síndrome de abstinencia en el recién nacido.

Efectos secundarios. Los principales son:

- **Sedación excesiva,** con somnolencia, lentitud psicomotriz y dificultad de atención. Es el efecto adverso más frecuente.
- **Tolerancia y dependencia** en los tratamientos largos, sobre todo con las benzodiacepinas de mayor potencia y menor vida media (alprazolam).
- **Reacción paradójica** en algunos pacientes, sobre todo niños o ancianos, con incremento de la ansiedad y la inquietud.
- **Síndrome de abstinencia:** con insomnio, irritabilidad, ansiedad y hasta convulsiones.
- **Amnesia anterógrada:** sobre todo en personas mayores.
- **Ataxia, disartria o vértigo:** muy rara vez.
- **Intoxicación aguda:** es rara, en general son bien toleradas, pero aumenta la posibilidad de intoxicación si se mezclan con depresores del SNC (alcohol), llegando incluso al coma o la muerte. El antídoto es el **flumazenilo** (MIR 2009-2010, P204; MIR 2011-2012, P122).

> ★ El efecto adverso más frecuente es la sobresedación, pero el más grave es la dependencia/abuso.

Consideraciones importantes de las benzodiacepinas:

- La semivida por sí sola no determina la duración del efecto terapéutico de muchas benzodiacepinas. Es importante su carácter liposoluble que además es diferente entre cada una de ellas y nos ayuda a determinar en gran medida su distribución, el inicio y finalización de su acción. En general diremos que utilizaremos benzodiacepinas de acción corta para la inducción al sueño y de vida media larga para el insomnio de mantenimiento o global. El lormetazepam tiene una vida media corta y está indicado para la inducción al sueño, sin embargo, en la práctica clínica se ha visto que también es efectivo para el insomnio de mantenimiento.
- En general podemos decir que las ventajas de las benzodiacepinas con semivida larga con respecto a las de semivida más corta son: mejor frecuencia de administración, menor variación de concentraciones plasmáticas y síntomas de abstinencia menos intensos. Los inconvenientes son: acumulación del fármaco en el organismo, mayor riesgo de alteraciones psicomotoras durante el día y mayor sedación diurna.
- En caso de utilizar las benzodiacepinas como hipnóticos lo mantendremos entre 2 y 4 semanas y si su uso es ansiolítico entre 2 a 4 meses. En general utilizaremos las mínimas dosis eficaces el menor tiempo posible que sea efectivo. Esto es importante para evitar efectos adversos como sobredosis, dependencia, tolerancia y los efectos adversos a nivel cognitivo en tratamientos cronificados.
- La finalización de la terapia con benzodiacepinas debe ser gradual a fin de evitar síndromes de abstinencia y de rebote.
- En niños y ancianos pueden darse reacciones paradójicas con más frecuencia en el uso de benzodiacepinas (aumento de ansiedad, agitación...) o incluso producir un mayor efecto de sedación. Los ancianos tienen mayor riesgo de presentar caídas, sedación y alteraciones cognitivas.

8.2. Otros ansiolíticos no benzodiacepínicos

En este grupo están los siguientes:

- **Barbitúricos:** poco usados salvo en anestesia; se emplea el fenobarbital en convulsiones febriles y epilepsia.
- **Clometiazol o hemineurina:** derivado de la vitamina B_1, muy utilizado en la abstinencia alcohólica y el insomnio. Presenta alto riesgo de dependencia y de depresión respiratoria.
- **Buspirona:** es un agonista parcial del receptor serotoninérgico 5HT-1 y no tiene efecto miorrelajante, ni anticonvulsivo, ni sedante. Es un tratamiento a largo plazo, no en dosis única. No tiene tolerancia cruzada con otros depresores del SNC y no provoca síndrome de abstinencia. Apenas utilizado hoy en día por su alta latencia de respuesta y su menor poder ansiolítico.
- **β-bloqueantes:** usados sobre todo en casos de ansiedad con sintomatología somática prevalente. También son utilizados en el temblor producido por el litio o la acatisia de los antipsicóticos.
- **Zolpidem, zopiclona, zaleplón:** son hipnóticos selectivos muy similares a las benzodiacepinas y con sus mismos efectos secundarios aunque algo minimizados.
- **Gabapentina y pregabalina:** se usan en el trastorno de ansiedad generalizada.
- **Hidroxicina y otros antihistamínicos H_1:** se emplean en el manejo del insomnio.

Puntos clave

- El trastorno de pánico es el más peguntado en el MIR. Recordad que la crisis de angustia tiene un inicio brusco y una duración de minutos. Es la causa de urgencia psiquiátrica más frecuente y se trata con benzodiacepinas. Para evitar que se repitan o se cronifiquen (fobias, hipocondría,...) hay que tratarlas con antidepresivos tipo ISRS y psicoterapia.
- En el TOC la obsesión /compulsión más frecuente es la de contagio o contaminación/lavado de manos y en segundo lugar la del miedo a equivocarse/comprobación. En su tratamiento se combinan los antidepresivos como los ISRS y la psicoterapia cognitivo-conductual.
- El TAG consiste en un estado crónico y permanente de preocupación que fluctúa según los estresantes. Es preferible el tratamiento con psicoterapia y antidepresivos que el uso de benzodiacepinas por su poder adictivo a largo plazo.
- En los trastornos por somatización y dolor el paciente se queja, en la hipocondría o en la dismorfofobia se preocupa por tener una enfermedad o un defecto físico y en la exploración del paciente conversivo no concuerda la exploración física. Por eso en todos ellos el riesgo de iatrogenia es muy alto y la respuesta al tratamiento muy baja. Es importante diferenciar que en estos trastornos los síntomas son involuntarios, al contrario que en los trastornos facticios o por simulación.

3 Trastornos del estado de ánimo

Orientación MIR

Será importante conocer los principales síndromes clínicos en la depresión y en la manía, además de los tratamientos, aprendiendo los nombres y efectos secundarios. Es importante también el tema del suicidio. La etiología no es lo más importante (Vídeo 3-1).

1. Síndromes depresivos

Abordaremos este apartado describiendo los principales síntomas depresivos, para luego ilustrar en forma de casos clínicos las distintas entidades patológicas que pueden formar dichos síndromes.

1.1. Síntomas

Los síntomas depresivos (MIR 2021-2022, P099; MIR 2022-2023, P089) se pueden clasificar en:

- Síntomas principales:
  - **Estado de ánimo bajo (tristeza patológica)**, con alteraciones circadianas (en depresiones melancólicas existe un empeoramiento matutino y una mejoría vespertina).
  - **Irritabilidad:** tendencia a la agresividad verbal de manera desproporcionada. En determinados síndromes depresivos predomina este síntoma sobre la tristeza, como, por ejemplo, en las depresiones en niños y adolescentes.
  - **Anhedonia o dishedonia:** pérdida o disminución, respectivamente, en el disfrute de actividades que antes resultaban placenteras (MIR 2003-2004, P161).
  - **Ansiedad y angustia:** inquietud, desasosiego, desesperación.
  - **Apatía:** estado de indiferencia que invade al paciente.
  - **Anestesia afectiva:** incapacidad de sentir nada, algo que los pacientes suelen vivir con sufrimiento.
- Síntomas cognitivos y del comportamiento:
  - **Contenido del pensamiento pesimista, sentimientos de incapacidad, minusvalía, culpa y desesperanza:** en las depresiones psicóticas, estas ideas alcanzan el rango de delirante y se denominan «delirios congruentes o ideas deliroides», siendo ideas irreductibles a la razón y que agravan el cuadro depresivo. Un ejemplo de este tipo de cuadros es el síndrome de Cotard o delirio de negación, en el que el paciente niega que le funcionen los órganos del cuerpo, e incluso llega a convencerse de que está muerto. En ocasiones los delirios pueden no tener que ver con la temática depresiva, denominándose entonces «no congruentes» con el estado de ánimo (delirios de perjuicio y de persecución fundamentalmente), lo que incrementaría la gravedad (MIR 2012-2013, P169).
  - **Alucinaciones auditivas** que riñen o increpan al paciente. Son poco frecuentes.
  - **Ideas de muerte y de suicidio.**
  - **Disminución en la atención, concentración y memoria** (por lo que esencial hacer el diagnóstico diferencial con las demencias).
  - **Inhibición o agitación psicomotriz** (en cuadros de depresión melancólica).
  - **Descuido de aseo personal y reducción de actividades habituales.**
- Síntomas somáticos:
  - **Alteraciones en el sueño:** la más frecuente es el insomnio (insomnio de despertar precoz en depresiones melancólicas o bien insomnio al inicio de la noche o de conciliación en depresiones leves o de perfil distímico). Puede existir hipersomnia en depresiones atípicas.
  - **Alteraciones en el apetito:** la más frecuente es la pérdida de apetito con disminución de peso. Puede existir aumento de apetito en depresiones atípicas.
  - **Falta de energía, debilidad, cansancio.**
  - **Quejas somáticas** en relación a molestias o dolores físicos (lo que puede dificultar el diagnóstico del cuadro depresivo).
  - **Disminución de apetito sexual.**

1.2. Entidades patológicas de los síndromes depresivos

En la Fig. 3-1 se muestra la clasificación de los síndromes depresivos en relación a la intensidad de los síntomas y a la duración del cuadro.

Para realizar el diagnóstico clínico de síndrome depresivo, el episodio deberá tener una duración mínima de 2 semanas (si es de menor duración, se encuadrará dentro de la «depresión breve»).

CASO CLÍNICO 1

Varón de 45 años con ánimo depresivo, de empeoramiento matutino y mejoría vespertina, desde hace 5 semanas. Predominan pensamientos de ruina y culpa, así como importante inhibición psicomotriz. Presenta incapacidad para disfrutar de las cosas agradables que antes sí le proporcionaban placer (anhedonia) y se añade pérdida de impulso vital con apatía. Relata sufrir una disminución importante del apetito, con pérdida de 5 kg de peso. Presenta dificultades para mantener el sueño con despertar precoz. El paciente ha tenido ideas de muerte.

Juicio clínico: trastorno depresivo mayor (MIR 2011-2012, P158; MIR 2022-2023, P090).

> Criterios diagnósticos DSM-5 para trastorno de depresión mayor: de los 9 posibles síntomas principales del trastorno depresivo, son necesarios 5 de ellos para el diagnóstico y al menos uno tiene que ser hipotimia o anhedonia (MIR 2023-2024, P088).

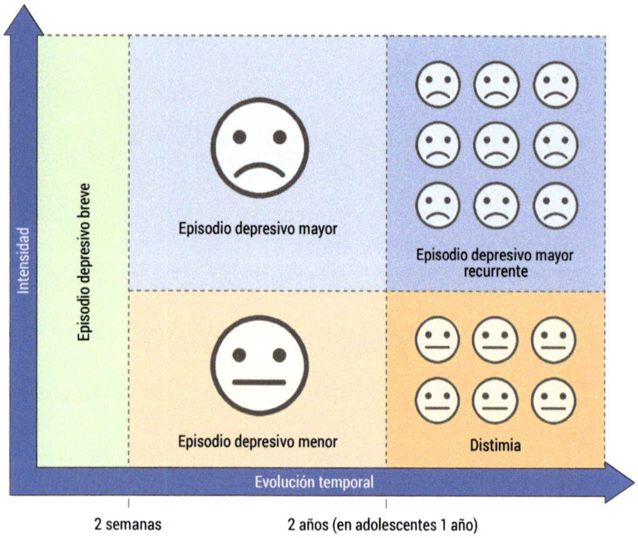

Fig. 3-1 | Clasificación de los síndromes depresivos en relación a la intensidad de los síntomas y duración del cuadro.

Los síntomas son importantes, con repercusión funcional destacada (limitan la vida del paciente). Según la intensidad, la depresión se puede dividir en «leve», «moderada» y «grave» (en este último caso pueden aparecer síntomas psicóticos, y si aparecen, se llamará «depresión mayor con síntomas psicóticos»).

Si los síntomas perduran en el tiempo, sin atenuarse (lo que no es muy habitual) se conocerá como «depresión mayor crónica».

CASO CLÍNICO 2

Mujer de 50 años que acude a consulta refiriendo ánimo depresivo de más de 2 años de evolución con empeoramiento vespertino de los síntomas. No presenta anhedonia ni abulia. Consigue realizar sus actividades habituales, sin observar pérdida del autocuidado. Se añaden preocupaciones y quejas acerca de su salud, a pesar de no tener enfermedades somáticas de interés. Presenta nerviosismo e incluso llega a padecer crisis de ansiedad. Ha sido tratada con antidepresivos, con escasa respuesta.

Juicio clínico: trastorno depresivo persistente o distimia Fig. 3-1 (MIR 2005-2006, P162; MIR 2006-2007, P156).

En la distimia encontramos síntomas depresivos de menor intensidad durante al menos 2 años (si no ha llegado a los 2 años y los síntomas son leves, se denomina «depresión menor»). Suelen asociar más síntomas de ansiedad y trastornos de la personalidad. En niños y adolescentes el humor será irritable en vez de deprimido y la duración será de al menos 1 año.

Es posible que durante el curso de la distimia o del trastorno depresivo persistente se produzcan episodios depresivos mayores, denominándose entonces: «depresión doble» (MIR 2004-2005, P160).

CASO CLÍNICO 3

Varón de 16 años que presenta en los últimos meses una **pérdida del rendimiento académico**, a lo que se añaden **problemas conductuales** en la escuela y en la familia por presentar un **humor más irritable** desde hace algún tiempo. Ha dejado de salir con sus amigos y se encuentra **menos comunicativo**, con **pérdida de interés** por la realización de sus actividades.

Juicio clínico: depresión en el adolescente.

No se debe confundir con **« trastorno por disregulación disruptiva del estado de ánimo»** , en el que el niño o adolescente sufrirá ataques de furia y rabia ante la imposición de límites, además de un humor permanentemente irritable (es decir, en este caso no se señala un cambio en el paciente, como sí ocurre en el episodio depresivo), habiendo comenzado con estos síntomas antes de los 10 años.

CASO CLÍNICO 4

Mujer de **75 años, sin antecedentes somáticos importantes**, que refiere padecer en las últimas 2 semanas un cuadro de **anorexia, anhedonia, insomnio, tendencia a la irritabilidad, olvidos y dificultades para concentrarse en las tareas habituales.** Ha disminuido de manera importante las actividades con las que antes cumplía y manifiesta una tendencia al aislamiento. Se realiza prueba de **Mini-mental y el test del reloj, que no resultan patológicos.**

Juicio clínico: depresión en el anciano (pseudodemencia depresiva).

En estos cuadros es importante realizar el diagnóstico diferencial entre **pseudodemencia depresiva y demencia.**En la pseudodemencia depresiva, la depresión en el anciano merma las facultades cognitivas simulando una demencia pero de base existe un cuadro depresivo. Sin embargo, la demencia cursa con alteraciones cognitivas, el paciente tendrá pérdidas mnésicas, despistes, se desorientará en la calle y tendrá alteraciones en las pruebas cognitivas como son el Mini-Mental y el test del reloj, sin asociarse un cuadro depresivo (MIR 2008-2009, P165).

Es importante explorar al paciente anciano que acude a urgencias verbalizando bajo ánimo, refiriendo que le están haciendo daño o que se siente a disgusto en su domicilio, porque podemos estar ante un caso de **abuso del anciano** (es posible encontrar lesiones, equimosis o úlceras en la exploración física) (MIR 2004-2005, P163).

CASO CLÍNICO 5

Mujer de 40 años que acude a consulta refiriendo decaimiento anímico asociado a **astenia intensa, somnolencia excesiva y aumento de apetito y de peso** en las últimas semanas.

Juicio clínico: depresión atípica.

De manera específica el tratamiento con inhibidores de la monoaminoxidasa (IMAO) ha resultado satisfactorio.

CASO CLÍNICO 6

Varón de 31 años que refiere **preocupación y clínica de ansiedad en relación con una mala situación laboral.** Tiene dificultades para conciliar el sueño y frecuentes síntomas ansiosos cuando llega al trabajo, **no presentando criterios de patología depresiva.**

Juicio clínico: trastorno adaptativo.

CASO CLÍNICO 7

Varón de 40 años, **con antecedentes de alcoholismo crónico,** que acude a la consulta refiriendo **bajo estado anímico, apatía, anergia, disminución de las actividades habituales e ideas de muerte.** Relata haber incrementado su consumo habitual de alcohol por encontrarse más desanimado.

Juicio clínico: depresión secundaria.

El paciente tiene como primer diagnóstico cronológicamente el alcoholismo, de manera que el cuadro depresivo es secundario a otra patología, en este caso psiquiátrica. Los síntomas son los mismos que en cualquier cuadro depresivo pero habrá como antecedente una patología física, psíquica o tratamiento farmacológico (si la causa es física o farmacológica puede llamarse «depresión de causa orgánica»).

2. Síndromes maníacos

Se describen en este apartado los principales síntomas maníacos a través de un caso clínico, para luego abordar las distintas entidades patológicas que pueden formar dichos síndromes.

2.1. Síntomas

CASO CLÍNICO 1

Varón de 24 años que desde hace 3 semanas dice encontrarse **muy contento** y **más enérgico** que nunca, mostrando un **contacto expansivo.** Presenta una **disminución de horas de sueño** y **ha aumentado su deseo y actividad sexual.** Dice ser una persona muy importante, que trabaja para la realeza, quienes le piden encargos que él realiza, encontrándose últimamente más inspirado para la ejecución de estos encargos[1] . Relata una conducta alimentaria irregular por estar sumido en una actividad frenética. Sus familiares evidencian un **aumento de actividades,** y señalan que el paciente ha llegado a **ponerse en riesgo,** obviando las consecuencias negativas de sus acciones (ha dejado su trabajo, se ha comprado dos coches, etc.). **Gasta grandes cantidades de dinero,** llegando a endeudarse.

Durante la exploración el paciente presenta un discurso **verborreico** (con muchas palabras) y **acelerado (taquilalia)**, que traduce un pensamiento también acelerado (**taquipsiquia**), con fuga de ideas y presión del habla (dificultad para interrumpirle porque no hace pausas). Se observa un **aumento exagerado de la atención (hiperprosexia)** con tendencia a la **distracción** (MIR 2006-2007, P155),lo que le conduce a una dificultad para llevar a cabo de manera eficaz sus tareas en el trabajo.

Sus familiares comentan que además lo encuentran en ocasiones **más irritable,** sobre todo cuando le hablan de la necesidad de acudir al psiquiatra para ajustar el tratamiento, algo a lo que el paciente se niega por **falta de conciencia de enfermedad** (MIR 2003-2004, P159).

Juicio clínico: episodio maníaco.

La fuga de ideas o pensamiento ideofugitivo es típica de la manía. Es un trastorno de la velocidad del pensamiento, constituye el extremo de la taquipsiquia. Se caracteriza por un flujo incesante de asociaciones, de tal modo que el pensamiento cambia de tema de manera constante y sin motivo, o salta a otro contenido ante cualquier estímulo externo. Además hay dificultad de llegar a una conclusión, porque toda idea es comprometida por una nueva idea recién formada sustituyendo el objetivo del pensamiento en curso por la idea secundaria. El paso de una idea a la siguiente ocurre a alta velocidad y generalmente antes de que el primer asunto haya terminado, pudiendo ser en medio de una frase.

1 Ideación delirante megalomaníaca muy frecuente en la manía, derivada del aumento de autoestima y expansividad, así como un aumento subjetivo de capacidades. De esta manera el delirio sería congruente con el estado de ánimo. En ocasiones los delirios no son congruentes con el estado de ánimo (son entonces de temática persecutoria). En este caso el paciente no presenta síntomas alucinatorios en forma de voces, pero en ocasiones sí pueden existir, aunque con menos frecuencia que en la esquizofrenia. Es importante entender que en los adolescentes los cuadros de manía pueden tener síntomas psicóticos muy floridos y alteraciones de conducta (consumo de tóxicos, intentos autolíticos, agitación) que pueden diagnosticarse erróneamente como esquizofrenia.

En función de la intensidad y la duración los síntomas maníacos pueden producir distintos episodios (Tabla 3-1).

2.2. Entidades patológicas de los síndromes maníacos

Son las siguientes:

- **Trastorno bipolar de tipo I:** precisa de un episodio de manía para realizar el diagnóstico. Puede o no asociar cuadros depresivos.
- **Trastorno bipolar de tipo II:** episodios depresivos mayores reiterados con uno o más episodios hipomaníacos (MIR 2015-2016, P223).
- **Ciclotimia:** episodios depresivos leves prolongados (más de 2 años) que se alternan con otros períodos de humor más exaltado pero sin llegar a criterios de manía.

Se sospechará bipolaridad en un paciente depresivo cuando se añada:

- Antecedentes familiares de trastorno bipolar.
- Precocidad en la aparición de la patología depresiva (hasta 20-22 años).
- Aparición de la enfermedad depresiva tras el parto.
- Ánimo expansivo en respuesta a la introducción de antidepresivos.

La coexistencia de otras patologías (comorbilidad) es frecuente en el trastorno bipolar y en los trastornos depresivos. Las patologías más frecuentemente asociadas son el «trastorno por uso de sustancias», concretamente la dependencia al alcohol (MIR 2018-2019, P185) y los «trastornos de personalidad» (MIR 2009-2010, P235).

Existen formas orgánicas de manía, son las llamadas **«manías secundarias»**. Ante la aparición de síntomas maníacos en cualquier paciente sin antecedentes psiquiátricos, siempre habrá que descartar un origen orgánico:

- Enfermedades endocrinas: hipertiroidismo, tumores carcinoides.
- Enfermedades neurológicas: esclerosis múltiple, demencia frontotemporal de Pick, encefalitis, neurosífilis, epilepsia.
- Fármacos y tóxicos: corticoides, antiparkinsonianos, anticolinérgicos, isoniazida. Cocaína y otros estimulantes como las anfetaminas.
- Otras: déficit de B_{12}, uremia, hemodiálisis.

CASO CLÍNICO 1. Varón de 22 años que es traído al servicio de urgencias porque la policía lo ha encontrado subido a un árbol en la vía pública. Según cuentan los agentes el paciente **gritaba «todos estamos salvados»** . A su llegada el paciente se encuentra **acelerado, hiperalerta** pero con tendencia a la **distracción.** Su habla es **verborreica, taquilálica y saltígrada.** Cuenta, a través de un **contacto expansivo**, que tiene **capacidades especiales** para salvar este mundo y que por ello está escribiendo un **libro** ***La revelación hecha carne***. Lo ha escrito **en 2 días.** Dice que desde hace una semana **duerme a penas una hora por día** y que no necesita más, **se siente bien, mejor que nunca.** Sus familiares refieren que lleva

Tabla 3-1. Clasificación de los episodios maníacos en función de su intensidad y duración

Episodios hipomaníacos	Los síntomas son más leves, no producen un deterioro funcional y ocurren durante al menos 4 días. Son formas que se diagnostican con dificultad porque los que los padecen no acuden a solicitar ayuda ni el entorno lo demanda por el carácter leve de los síntomas (MIR 2020-2021, P086)
Episodios maníacos	Síntomas maníacos con la intensidad suficiente para causar un deterioro en el funcionamiento del paciente, con una duración de al menos 1 semana. Exigen ingreso hospitalario
Episodios mixtos	Síntomas depresivos y maníacos de manera simultánea. Los pacientes pueden cambiar de un estado a otro en cuestión de horas o días. Irritabilidad marcada. Tienen peor pronóstico porque responden peor a los tratamientos

más activo unos 15 días, les han llamado del banco porque tiene la **cuenta en números rojos** y eso que tenía bastantes ahorros. Niegan que esto le hubiera pasado en otras ocasiones. En el SU se le realiza un estudio orgánico descartando patología. Tóxicos en orina negativos.

Juicio clínico: episodio de manía. Podemos hacer el diagnóstico de trastorno bipolar tipo I ya que se precisa al menos un episodio de manía, con independencia de la presencia o no de cuadros depresivos. El tratamiento será el ingreso hospitalario, la administración de fármacos antipiscóticos atípicos y se añadirá un estabilizador del ánimo, por ejemplo litio.

CASO CLÍNICO 2. Mujer de 35 años con **antecedentes de episodios depresivos mayores** que acude a la consulta de su médico de atención primaria acompañada por su marido. El marido dice que lleva **10 días muy contenta, más alegre y habladora y mucho más activada**, con mayor apetito sexual, algo que no es habitual en ella. Hace dos meses había presentado una recaída de su cuadro depresivo. La paciente dice que **se siente bien**, afirma lo que refiere su marido pero dice que lo valora como positivo porque está feliz, negando que sea un problema. Preguntamos a la paciente si se ha sentido así antes y dice que sí, relacionándolo con las salidas de las crisis depresivas **«cuando me pautan medicación**... no me ha pasado siempre pero sí a veces...».

Juicio clínico: episodio de hipomanía. Trastorno bipolar tipo II. Suelen diagnosticarse con una latencia de años y deberemos sospecharlo en pacientes con depresiones mayores y síntomas predictivos de trastorno bipolar (edad de inicio precoz, depresión recidivante de más de 5 episodios, historia familiar de bipolaridad, hipomanía asociada a antidepresivos, estacionalidad en los síntomas, pérdida de eficacia en tratamientos antidepresivos, etc.).

CASO CLÍNICO 3. Mujer de 26 años que acude refiriendo **insomnio, irritabilidad** y **aumento de energía y sensación de capacidad desde hace 5 días**. Dice que este episodio **ya lo ha vivido con anterioridad** y le suelen **durar 10 días**. Comenta que estos episodios **se alternan con otros** donde se encuentra **más decaída, sin energía y con desesperanza**. Dice que estos episodios los tiene desde hace muchos años y que en general le han dificultado sus re laciones interpersonales que tienden a durar poco. Sólo consume alcohol en situaciones lúdicas.

Juicio clínico: trastorno ciclotímico. Estos pacientes suelen asociar síntomas mixtos (hipomanía y depresión concomitantes) con un aumento de la irritabilidad. Los ciclos suelen ser más cortos que en el trastorno bipolar, de manera que cambian de un estado de ánimo a otro con relativa rapidez, lo que les suele limitar sus relaciones y su desempeño profesional. Lo más importante para su diagnóstico diferencial es que la intensidad tanto de la depresión como del estado maniforme es leve. Es frecuente su asociación con el trastorno límite de la personalidad. Este trastorno suele comenzar en la adolescencia o inicio de edad adulta. En relación al tratamiento los fármacos estabilizadores serán de primera línea.

3. Otros trastornos del estado de ánimo

CASO CLÍNICO 1. Varón de 19 años que presenta **accesos de cólera graves y recurrentes, con agresividad verbal y física hacia los objetos ante mínimas frustraciones.** Estos episodios los padece unas tres o cuatro veces a la semana y **entre los episodios muestra un estado anímico predominantemente irritable.**

Juicio clínico: trastorno de disregulación disruptiva del estado de ánimo.

CASO CLÍNICO 2. Mujer de 22 años que acude a consulta por presentar aumento de la **labilidad emocional, tristeza, irritabilidad y dificultades para mantener la concentración** que aparecen **la semana previa a tener la menstruación** y desaparecen 1 semana después de la misma.

Juicio clínico: trastorno disfórico premenstrual.

4. Epidemiología

Los trastornos afectivos son las patologías psiquiátricas más prevalentes junto con los trastornos de ansiedad. La incidencia anual del trastorno depresivo mayor es del 1,5 %. El trastorno bipolar tiene una prevalencia del 1 %.

Hasta un 20 % de los pacientes atendidos en atención primaria presentan un trastorno afectivo, siendo los trastornos de ansiedad los trastornos psiquiátricos más frecuentemente diagnosticados Sólo un 10 % de los pacientes con trastornos afectivos llegan a ser atendidos por un psiquiatra.

Se consideran **marcadores de riesgo** los siguientes (MIR 2009-2010, P147):

- ✔ **Historia familiar:** los familiares de primer grado presentan dos a tres veces más riesgo de sufrir un episodio depresivo comparado con la población general.
- ✔ **Edad:** el trastorno depresivo mayor es más frecuente que aparezca en la adultez (40 años de media), mientras que el trastorno bipolar suele iniciarse más prontamente, en la juventud (a los 20 años de media).
- ✔ **Sexo:** el trastorno depresivo mayor es dos veces más frecuente en mujeres. La distimia es también más frecuente en el género femenino. El trastorno bipolar y la ciclotimia tienen una pre-

valencia similar en ambos sexos. Si afinamos en el tipo de clínica dentro del trastorno bipolar, encontramos que en las mujeres hay un predominio de episodios depresivos (por lo que es más frecuente el trastorno bipolar de tipo II), mientras que en los varones existe más prevalencia de episodios maníacos.

- **Estado civil:** la depresión es más frecuente en personas sin contacto interpersonal íntimo (solteras, separadas y divorciadas).
- **Clase social:** hay mayor frecuencia del trastorno bipolar en clases sociales altas, mientras que en clases sociales bajas existe mayor prevalencia de trastorno depresivo.
- **Grupo étnico:** la prevalencia de los trastornos del estado de ánimo no varía entre los distintos grupos étnicos.

5. Etiología

Están implicados diversos factores que a continuación se desarrollan.

5.1. Factores genéticos

Los trastornos afectivos se explican a través de un modelo poligénico multifactorial donde se combinan el efecto de diversos genes y factores ambientales (no sigue una herencia mendeliana).

Tanto en el trastorno bipolar como en el trastorno depresivo mayor existe agregación familiar, aunque se ha descrito que la heredabilidad es mayor en los trastornos bipolares.

5.2. Factores bioquímicos

No se ha podido establecer una teoría uniforme sobre la fisiopatología de la depresión pero existen varias hipótesis:

- Hipótesis de **depleción monoaminérgica**, según la cual la depresión se debe a una disminución en la disponibilidad de serotonina, noradrenalina y dopamina. Las evidencias a favor son:
  - La dopamina está disminuida en los fluidos biológicos de los pacientes depresivos, mientras que la noradrenalina y la dopamina están aumentadas en la manía.
  - El mecanismo de acción de los principales fármacos antidepresivos actúa a través de estas vías.
- Las **alteraciones colinérgicas** pueden producir síntomas afectivos:
  - Los fármacos parasimpaticomiméticos pueden producir síndromes depresivos.
  - Los fármacos anticolinérgicos pueden provocar síndromes maníacos.

5.3. Factores neuroendocrinos

Actúan a través de diversos ejes:

- **Eje hipotálamo-hipófiso-suprarrenal:** en la depresión se da una hipercortisolemia, secundaria a una disregulación de la secreción neuronal de la hormona hipotalámica liberadora de corticotropina (CRH), debida a una disfunción de los mecanismos de control interno del hipotálamo. La hipersecreción de CRH en el hipotálamo conlleva hipersecreción de la hormona adrenocorticotrópica (ACTH) por la hipófisis, que aumenta la secreción de cortisol por la glándula suprarrenal.. Cuando se realiza la prueba de supresión por dexametasona, en torno a un 45 % de individuos con depresión mayor se muestran no supresores (resultado anormal) (MIR 2008-2009, P162; MIR 2022-2023, P090).
- **Eje hipotálamo-hipófiso-tiroideo:** en la prueba de estimulación de la tirotropina (TSH) se observa una respuesta aplanada a la hormona liberadora de tirotropina (TRH) en aproximadamente el 33 % de pacientes con depresión mayor. En estos pacientes existe también una disminución sanguínea de TSH y hormonas tiroideas, pérdida de control circadiano de secreción de TSH y el posible hipotiroidismo subclínico.
- **Otros ejes:**
  - Se ha descrito una respuesta aplanada de la prolactina a su estímulo con agentes serotoninérgicos.
  - En el trastorno afectivo estacional se encuentran alteraciones en la secreción de la melatonina. Existe un fármaco antidepresivo con acción melatoninérgica, la agomelatina.
  - Se ha descrito un aplanamiento de la secreción de la hormona de crecimiento al estimular con GRF (factor liberador de hormona de crecimiento) en pacientes con depresión.

5.4. Factores neuroanatómicos

Los estudios realizados no han proporcionado resultados concluyentes. No obstante, los estudios en los que se han aplicado técnicas como la tomografía computarizada y la resonancia magnética arrojan datos interesantes:

- Se produce una dilatación de los ventrículos que puede corresponder a un paciente con trastorno bipolar o con depresión mayor, sobre todo si se asocia a síntomas psicóticos Fig. 3-2.
- Se puede encontrar una disminución en el volumen del hipocampo, lóbulo frontal y núcleo caudado.
- En trastornos bipolares se han observado lesiones hiperintensas en la sustancia blanca subcortical.

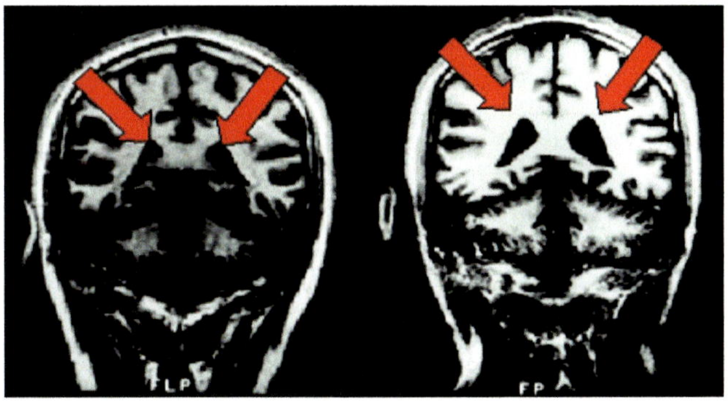

Fig. 3-2 | A la izquierda de la imagen se muestra un cerebro normal. A la derecha se observa la dilatación de los ventrículos, que puede corresponder a un paciente con trastorno bipolar o con depresión mayor (especialmente si se asocian síntomas psicóticos).

Otros estudios en los que se han realizado mediciones con tomografía computarizada de emisión de fotón único (SPECT) y tomografía por emisión de positrones (PET), y que se centran en medir el flujo sanguíneo cerebral, han evidenciado una disminución del flujo sanguíneo en el córtex prefrontal, núcleos talámicos y ganglios basales (disminución de la actividad del sistema límbico).

5.5. Factores psicosociales

Entre los factores psicosociales se encuentran:

- **Sucesos vitales estresantes:** son acontecimientos negativos que implican un cambio en la situación vital y un efecto emocional en la persona (separación, problemas conyugales, pérdida de trabajo, padecimiento de enfermedad, etc.). Es frecuente que a raíz de estas situaciones se produzca un trastorno adaptativo en el que los pacientes tendrán síntomas depresivos leves tras la vivencia adversa, mejorando de estos síntomas cuando dicha circunstancia se resuelve. La clave de este diagnóstico es que los síntomas depresivos son leves y remiten.
- **Personalidad previa:** en personalidades dependientes, histriónicas, límites y obsesivas se da un mayor porcentaje de síntomas depresivos.
- Existen **factores desencadenantes** de un episodio depresivo:
  - Alteraciones hormonales: síndrome disfórico premenstrual y depresión posparto.
  - Estacionalidad: trastorno afectivo estacional en regiones con climas extremos.

6. Suicidio

Es un tema muy preguntado, en especial los factores que aumentan el riesgo.

A continuación se muestras los **factores que aumentan el riesgo suicida** (MIR 2024-2025, P075; MIR 2021-2022, P096;MIR 2006-2007, P159):

- Sexo masculino (más frecuente el suicidio consumado). Los intentos autolíticos son más frecuentes en mujeres.
- Antecedentes personales de intento autolítico previo y antecedentes familiares de suicidio.
- Edad avanzada (> 65 años). En adolescentes es la tercera causa de muerte.
- Separados, divorciados y viudos.
- Personas no creyentes.
- En las clases sociales altas hay mayores tasas de suicidios; en las bajas existen más intentos.
- Desempleados y jubilados. Trabajadores con cargos exigentes y acceso a medios letales (médicos, militares, etc.).
- Aislamiento social (zonas rurales y zonas urbanas deprimidas).
- Patología física incapacitante y dolor crónico.
- Existencia de patología psiquíatrica.

Los **trastornos psiquiátricos con mayor riesgo suicida** son:

- Trastornos depresivos: 10-15 % de los pacientes con depresión se suicida. Aumenta el riesgo en depresiones bipolares, graves, con síntomas psicóticos y al inicio del tratamiento antidepresivo.
- Trastorno por uso de sustancias: alcohol principalmente (con frecuencia se asocia depresión).
- Esquizofrenia: 5-10 % de los pacientes se suicida, siendo el riesgo mayor al comienzo de la enfermedad, en jóvenes y en personas con síntomas depresivos).
- Trastornos de la personalidad: el trastorno antisocial y el trastorno límite son los que tienen más riesgo.
- Anorexia nerviosa: el suicidio es la segunda causa más frecuente de muerte en estos pacientes.

Exploración del riesgo suicida. Se procederá de la siguiente manera:

- Preguntaremos por ideas de suicidio a todo paciente con patología psiquiátrica (interrogar al paciente sobre esto no le induce a cometer un gesto autolítico) (MIR 2012-2013, P172; MIR 2007-2008, P158). Es importante tener presente que hasta un 80 % de las personas que se suicidan dan algún tipo de señal previa.
- En la valoración indagaremos: método utilizado, posibilidad de rescate, conciencia de letalidad y crítica tras el gesto (si se arrepiente o no).
- Son muy frecuentes los gestos parasuicidas en pacientes jóvenes, que con frecuencia asocian un trastorno de la personalidad, y cuya finalidad es llamar la atención, realizando gestos de baja letalidad (ingesta de fármacos ansiolíticos o cortes superficiales en los brazos). No se considera una conducta grave.

Tratamiento:

- Si existe riesgo suicida la indicación es ingresar al paciente, algo que se podrá realizar en contra de la voluntad del paciente si no colabora.
- Se empleará terapia electroconvulsiva (TEC) en depresiones graves con alto riesgo suicida.

7. Tratamiento

Se abordan a continuación las diferentes opciones terapéuticas disponibles para la depresión y el trastorno bipolar.

7.1. Tratamiento de la depresión

El tratamiento de la depresión se basa en combinar estrategias farmacológicas y psicoterapéuticas que se llevarán a cabo a nivel ambulatorio (médico de atención primaria o psiquiatra), y sólo se indicará ingreso hospitalario si el paciente presenta riesgo autolítico, se añaden síntomas psicóticos o presenta inhibición psicomotriz (catatonía) (MIR 2004-2005, P159). Si se niega a recibir tratamiento y hay riesgo para su vida o la de las personas próximas, también estará indicado un ingreso.

En las depresiones leves se considerarán las herramientas psicoterapéuticas como primera línea, antes de aplicar un tratamiento farmacológico.

En depresiones moderadas-graves, o en aquellas depresiones leves que asocien comorbilidad somática o antecedentes de episodios depresivos moderados o graves, el tratamiento farmacológico será la primera opción.

En depresiones resistentes, cuadros catatónicos, o cuando los síntomas psicóticos son muy graves, o en pacientes embarazadas, se puede aplicar TEC en las fases agudas y también en la de mantenimiento.

Para que una depresión sea considerada «resistente» hace falta haber aplicado dos antidepresivos de acción diferente en dosis eficaz y tiempo suficiente.

7.1.1. Fármacos antidepresivos

> De los fármacos antidepresivos suelen preguntar su manejo y sobre todo los efectos adversos.

Hay diferentes tipos según su estructura química y su mecanismo de acción (MIR 2018-2019, P188; MIR 2020-2021, P085).

El **efecto terapéutico** comenzará a partir de las 3-4 semanas de implantar el fármaco. Por ello hay que tener especial precaución en aquellos pacientes deprimidos muy inhibidos porque en el momento en que mejoran puede incrementarse el riesgo suicida. Se debe mantener el tratamiento entre 6 y 12 meses en todos los casos, ya que si se suspende antes de este tiempo el riesgo de recaída es elevado (MIR 2022-2023, P088).

El tratamiento farmacológico será **indefinido** en pacientes con tres o más episodios depresivos y depresiones graves con intentos de suicidio.

La **eficacia** del tratamiento farmacológico de la depresión mayor en los adultos está bien documentada, aunque existe controversia sobre qué antidepresivo es el más idóneo. En general, cuanto más graves son los síntomas de depresión, más beneficio produce el tratamiento farmacológico. Si el paciente presenta síntomas psicóticos (depresión delirante) se añadirán fármacos antipsicóticos o se asociará TEC.

En pacientes que toman antidepresivos y presentan un trastorno bipolar, estos fármacos pueden producir un viraje a fase maníaca, pero en el resto de pacientes no provocan un efecto euforizante.

Estos fármacos no generan tolerancia ni dependencia.

En la Tabla 3-2 se recogen los principales antidepresivos comercializados en España.

7.1.1.1. Inhibidores de la monoaminooxidasa

Mecanismo de acción. Los IMAO clásicos inhiben la enzima monoaminooxidasa (aumentan los niveles de noradrenalina y serotonina). La inhibición será **irreversible y no selectiva**, de manera que causan muchos efectos secundarios (crisis hipertensivas). Entre los IMAO disponibles se encuentran la fenelzina y la tranilcipromina.

Tabla 3-2. Principales antidepresivos comercializados en España

Antidepresivos clásicos	Tricíclicos	Imipramina, clomipramina, trimipramina, amitriptilina, nortriptilina, doxepina
	Heterocíclicos	Amoxapina, mianserina, maprotilina
	IMAO selectivo de MAO-A	Moclobemida
	IMAO no selectivos	Tranilcipromina
Antidepresivos modernos	ISRS	Citalopram, escitalopram, fluoxetina, fluvoxamina, paroxetina, sertralina
	IRDN	Bupropión
	IRSN	Venlafaxina, desvenlafaxina, duloxetina
	ASIR	Trazodona
	NaSSA	Mirtazapina
	IRNA	Reboxetina
	Agonista de la melatonina	Agomelatina

ASIR: antagonistas de receptores serotoninérgicos 5-HT_2 e inhibidores débiles de la recaptación de 5-HT; IMAO: inhibidores de la monoaminooxidasa; IRDN: inhibidores selectivos de la recaptación de dopamina y noradrenalina; IRNA: inhibidores selectivos de la recaptación de noradrenalina; IRSN: inhibidores selectivos de la recaptación de serotonina y noradrenalina; ISRS: inhibidores selectivos de la recaptación de serotonina; NaSSA: antagonistas selectivos de serotonina y noradrenalina.

Existen **inhibidores selectivos y reversibles** que tienen menor eficacia pero no producen crisis hipertensivas y no precisan seguir una dieta:

- IMAO-A: moclobemida.
- IMAO-B: selegilina y rasagilina.

Indicaciones. Están indicados en la depresión atípica. Son fármacos de segunda línea en trastornos de angustia y depresivos resistentes a otros tratamientos y en el trastorno obsesivo-compulsivo (TOC). En cualquier caso, actualmente su uso es anecdótico, debido a las múltiples interacciones farmacológicas y alimentarias, a los efectos secundarios, y la disponibilidad de tratamientos más seguros.

Efectos secundarios:

- **Crisis hipertensiva:** ocurre en pacientes que tomando un IMAO ingieren determinados alimentos ricos en tiramina (aminoácido presente en muchos alimentos) como son los embutidos y quesos curados, habas, patés, setas, plátanos, aguacates, conservas y escabeche, vino, cerveza y fármacos simpaticomiméticos. Los pacientes deberán seguir una dieta cerveza y vino y determinados fármacos (antigripales, descongestivos nasales, anestésicos locales o antidepresivos serotoninérgicos).

- **Otros**: insomnio, inquietud, hipotensión ortostática y disfunción sexual. Están contraindicados en casos de insuficiencia cardíaca, hipertensión arterial, diabetes y hepatopatía avanzada.

Contraindicaciones. Están contraindicados en casos de insuficiencia cardíaca, hipertensión arterial, diabetes y hepatopatía avanzada.

7.1.1.2. Antidepresivos tricíclicos y heterocíclicos

Mecanismo de acción. Los antidepresivos tricíclicos (ATC) inhiben la recaptación de serotonina y noradrenalina, por lo que aumentan los niveles en el espacio sináptico. Además bloquean receptores de otros neurotransmisores (anticolinérgicos, muscarínicos, histaminérgicos, adrenérgicos), lo que produce la mayor parte de los efectos secundarios. Son fármacos con muchos efectos secundarios, por lo que las indicaciones serán limitadas. Dentro de este grupo están imipramina, clomipramina, nortriptilina y amitriptilina. Los **antidepresivos heterocíclicos** inhiben la recaptación de serotonina y noradrenalina sin tener efectos sobre otros receptores. Al contar con menos efectos secundarios son de utilidad en ancianos. En este grupo están la mianserina y la maprotilina (tienen efectos sedantes y pueden aumentar el peso).

Efectos secundarios:

- **Efectos anticolinérgicos:** confusión, sedación, pérdida de memoria, visión borrosa, midriasis (por lo que están contraindicados en el glaucoma de ángulo estrecho), sequedad de boca, retención urinaria, estreñimiento, disminución de la motilidad esofágica e inhibición de la eyaculación.
- **Bloqueo de receptores α_1-adrenérgicos:** hipotensión ortostática, taquiarritmias y sedación.
- **Efecto parecido al de la quinidina:** alteraciones en el electrocardiograma (ECG) (alargamiento del intervalo QT, ensanchamiento de QRS, aumento de P-R, aplanamiento de la onda T).
- **Bloqueo antihistamínico:** sedación, aumento de peso y apetito.
- **Efecto serotoninérgico:** trastornos gastrointestinales (náuseas, vómitos) y disfunción sexual.

Contraindicaciones:

- Infarto agudo de miocardio reciente.
- Embarazo y lactancia (se han observado síndromes de abstinencia en el recién nacido, aunque no efectos teratógenos).
- Contraindicaciones relativas: glaucoma de ángulo cerrado, hipertrofia prostática.
- Debe evitarse el uso concomitante de otros fármacos antihipertensivos o vasodilatadores por intensificar el efecto hipotensor.

Intoxicación aguda. Son los psicofármacos más letales en sobredosis (MIR 2004-2005, P221); por tanto, pueden utilizarse para intentos autolíticos, siendo el riesgo mayor que con otros psicofármacos. Se exacerban los efectos secundarios relatados en líneas anteriores, llegando a bloqueos cardíacos, arritmias por prolongación de QT con mucho riesgo de fibrilación ventricular y muerte súbita. Disminuye el umbral convulsivo, por lo que existe riesgo de convulsión y coma. El tratamiento consistirá en asegurar la ventilación del paciente, control hemodinámico y lavado gástrico con carbón activado (que al estar el vaciamiento gástrico enlentecido por el efecto anticolinérgico, podrá realizarse pasadas varias horas de la sobreingesta). Está indicado administrar bicarbonato intravenoso para disminuir los efectos cardiotóxicos. Es posible la monitorización de algunos de estos fármacos (imipramina, desipramina o amitriptilina) a través de niveles plasmáticos por la gravedad que tienen las intoxicaciones.

7.1.1.3. Inhibidores de la recaptación de serotonina

En España están comercializados seis fármacos inhibidores de la recaptación de serotonina (ISRS): fluvoxamina, fluoxetina, paroxetina, sertralina, citalopram y escitalopram (MIR 2007-2008, P221).

Mecanismo de acción. Inhiben la recaptación de serotonina por la neurona presináptica, aumentando la serotonina en el espacio sináptico. La escasa presencia de efectos adversos (no producen efectos antihistamínicos, antiadrenérgicos ni anticolinérgicos), la buena tolerancia en general y su inocuidad en las intoxicaciones hacen que sean de los fármacos más usados (MIR 2009-2010, P146).

Indicaciones. Son fármacos muy eficaces y se consideran de primera elección (MIR 2010-2011, P147) en la mayoría de cuadros depresivos y de ansiedad: trastorno ansiedad generalizada, trastorno de pánico, TOC, trastorno del control de los impulsos y bulimia nerviosa. Son de primera elección en pacientes con pluripatología médica por su buena tolerancia (MIR 2009-2010, P146).

Efectos secundarios:

- Gatrointestinales (náuseas, vómitos, diarrea).
- Ansiedad, insomnio.
- Disfunción sexual (disminución de la libido y retraso en la eyaculación).
- Síntomas extrapiramidales (temblor, acatisia) en pacientes predispuestos.
- Prolongación del intervalo QTc, más marcado con estacilopram y citalopram.
- Síndrome serotoninérgico: es muy poco frecuente, aunque el riesgo aumenta si se asocian a otros fármacos que actúen sobre la serotonina (ISRS, IMAO, linezolida, tramadol, litio) (MIR 2011-2012, P233; MIR 2007-2008, P223). El cuadro sintomático incluye: alteraciones digestivas, hipertermia, sudoración, temblor, hiperreflexia, agitación y confusión, y puede llegar al coma y a la muerte.

7.1.1.4. Inhibidores de la recaptación de serotonina y noradrenalina

En este grupo se encuentran venlafaxina, duloxetina y desvenlafaxina (de reciente comercialización en España).

Son fármacos que tienen acción serotoninérgica (como los ISRS) y asocian actividad noradrenérgica (aumento de tensión arterial, sudoración), por lo que son fármacos más potentes.

La **desvenlafaxina** es un derivado de la venlafaxina que tiene mejor perfil de tolerancia, precisando dosis menores para el mismo efecto.

La **duloxetina** se recomienda también en el dolor neuropático y en la incontinencia urinaria de esfuerzo en mujeres.

7.1.1.5. Inhibidores selectivos de la recaptación de noradrenalina

En este grupo están disponibles:

- **Reboxetina:** se suele utilizar como potenciador de fármacos ISRS, o en aquellos pacientes que no los toleran.
- **Atomoxetina:** utilizada en el trastorno por déficit de atención e hiperactividad en la infancia y en el adulto.

7.1.1.6. Antagonistas selectivos de receptores noradrenérgicos y serotoninérgicos: mirtazapina

Actúan sobre receptores presinápticos de noradrenalina y sobre receptores postsináticos de serotonina aumentando la liberación de noradrenalina de manera directa y de serotonina de manera indirecta. Son muy sedantes y pueden aumentar el peso. Son de utilidad en ancianos.

7.1.1.7. Otros fármacos antidepresivos

Otros fármacos antidepresivos son:

- **Bupropión:** inhibe la recaptación de noradrenalina y dopamina. Efecto fundamentalmente activador y útil en cuadros depresivos, es muy utilizado en el tratamiento de la deshabituación tabáquica(MIR 2003-2004, P223; MIR 2019-2020, P088).
- **Trazodona:** bloquea los receptores serotoninérgicos e inhibe la recaptación de serotonina, logrando un efecto antidepresivo leve y un efecto hipnótico. Como efecto adverso se encuentra el priapismo.

7.1.1.8. Fármacos de reciente aparición

Son antidepresivos de reciente comercialización los siguientes:

- **Tianeptina:** antidepresivo de estructura heterocíclica, cuyo mecanismo de acción se realiza a través de la modulación del sistema glutamatérgico. La pauta habitual es un comprimido cada 8 horas. Además del efecto antidepresivo, tiene efecto ansiolítico y mejora los síntomas somáticos.
- **Vortioxetina:** antidepresivo con un mecanismo de acción multimodal a través de la modulación de serotonina fundamentalmente. También modula otros neurotransmisores como noradrenalina, dopamina, acetilcolina, histamina, GABA y glutamato. Esta actividad multimodal es la responsable de los efectos antidepresivos, ansiolíticos y de la mejoría de síntomas cognitivos presente en los cuadros depresivos. El fármaco presenta una buena tolerabilidad, con una disminución de efectos secundarios en relación a otros antidepresivos (no provoca disfunción sexual, no altera el peso corporal, etc.). La dosis habitual son 10 mg/día, pautándose la mitad en ancianos.

> Estos dos últimos fármacos antidepresivos (tianeptina y vortioxetina) son nuevos y por lo tanto susceptibles de ser preguntados.

7.1.2. Otras terapias neurobiológicas

Se incluye la TEC y otras alternativas terapéuticas.

7.1.2.1. Terapia electroconvulsiva

Concepto. Consiste en inducir crisis convulsivas generalizadas mediante descargas eléctricas que logren una despolarización neuronal que active los sistemas de neurotransmisión buscando un efecto terapéutico. La convulsión dura pocos segundos y se realiza colocando un electrodo en cada sien (forma bilateral, más eficaz y más rápida, pero puede causar el mayor deterioro de la memoria). Otras alternativas en la colocación de los electrodos serían la unilateral derecha (menos eficaz pero causa menos efectos cognitivos adversos, como deterioro de la memoria) y la bifrontal, que consiste en colocar cada electrodo en la frente sobre el canto externo de cada ojo (Fig. 3-3). Todo el proceso tiene lugar bajo anestesia general. Las sesiones son en días alternos y el número de sesiones se hará en función de la evolución del paciente, no existiendo un número fijo.

Indicaciones:

- Depresión grave, resistente a tratamiento farmacológico y/o con síntomas psicóticos y/o con alto riesgo suicida.
- Manía con agitación grave o cuadros esquizofrénicos graves resistentes a tratamiento.
- Estado de catatonía (inhibición psicomotriz).
- Depresiones graves con contraindicaciones de tratamientos farmacológicos: ancianos, embarazadas.
- Depresiones graves y recurrentes que han respondido a TEC de forma previa, pudiéndose optar por TEC de mantenimiento.
- Cuadros maníacos o esquizofrénicos graves y resistentes al tratamiento.

Efectos secundarios. Amnesia, confusión post-TEC en las primeras horas, cefaleas por lo general leves post-TEC, arritmias durante la aplicación de la TEC.

Contraindicaciones:

- Infarto agudo de miocardio reciente.
- Hemorragia intracraneal.
- Aneurisma cerebral o aórtico.
- Infecciones agudas.

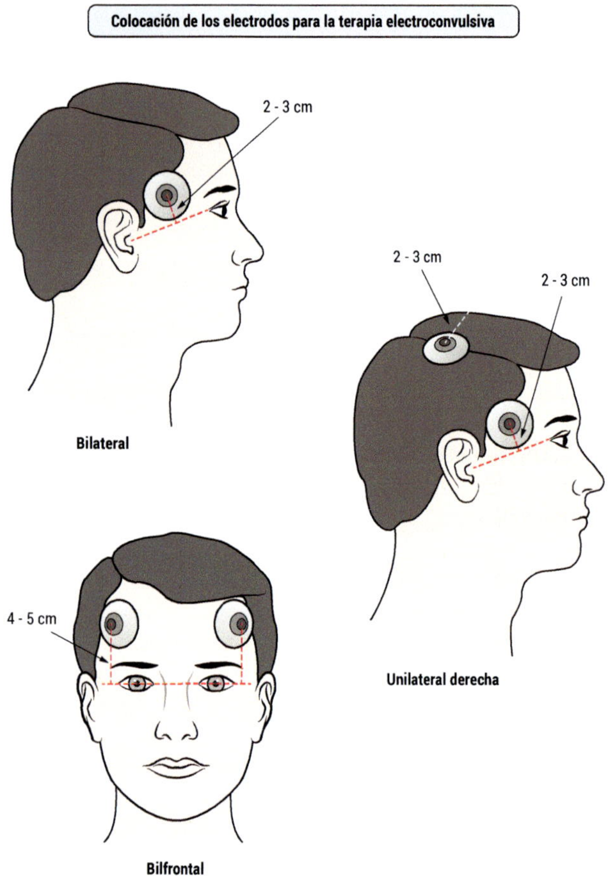

Fig. 3-3 | Colocación de los electrodos en la terapia electroconvulsiva. Hay 3 formas de colocar los electrodos: **Bilateral**, también conocida como bitemporal, es la ubicación original y *gold standard*. Se coloca un electrodo en cada sien, con el centro del electrodo colocado de 2 a 3 cm por encima del punto medio de la línea que conecta el canto externo del ojo y el meato auditivo externo en cada lado de la cabeza. La colocación bilateral tiene la mayor eficacia antidepresiva y la velocidad de respuesta más rápida, pero puede causar el mayor deterioro de la memoria. **Unilateral derecho**: la colocación del electrodo unilateral derecho consiste en colocar un electrodo en la sien derecha (igual que en la forma bilateral pero en el lado derecho) y el otro en el cuero cabelludo, de 2 a 3 cm hacia el lado derecho del vértice del cráneo (ubicación d'Elia). Esta técnica evita la estimulación inicial del hemisferio cerebral izquierdo, que suele ser dominante en las funciones del lenguaje. Esta técnica es menos eficaz en cuanto a tasa de remisión pero en general causan menos efectos cognitivos adversos, como deterioro de la memoria. **Bifrontal**, que consiste en colocar cada electrodo en la frente sobre el canto externo de cada ojo. El centro de cada electrodo de estimulación se coloca de 4 a 5 cm por encima del canto externo de cada ojo. Algunos clínicos piensan que el bifrontal es tan efectivo como el bilateral, aunque existe una base de evidencia mucho más pequeña para el bifrontal. El deterioro cognitivo con bifrontal puede ser comparable a unilateral derecho.

- ✔ Desprendimiento de retina y glaucoma de ángulo estrecho.
- ✔ Traumatismo craneoencefálico grave o accidente cerebrovascular en los 6 meses anteriores a la TEC.

★ Se debe recordar que el uso de marcapasos, haber tenido una cirugía cardíaca hace más de 6 meses, la anticoagulación o el padecer valvulopatías no contraindican el uso de la TEC.

Si se aplica TEC puede ser necesario retirar algunos psicofármacos o ajustar la dosis.
Ejemplos:

- ✔ Litio: puede prolongar la acción de los bloqueantes neuromusculares que se usan durante la aplicación de la TEC. No está contraindicado, pero se recomienda precaución respecto a la función cognitiva, y mantener litemia en niveles no muy altos.
- ✔ Benzodiazepinas y anticonvulsivantes: aumentan el umbral convulsivo y por tanto disminuyen la eficacia de la TEC. Se recomienda mantener las dosis más bajas posibles y reajustarlas tras finalizar la TEC.
- ✔ IMAO: valorar suspensión por riesgo de hipertensión, hipotensión, fiebre, hiperreflexia, hepatotoxicidad, etc.

7.1.2.2. Estimulación magnética transcraneal repetitiva

(MIR 2021-2022, P098)

Es una técnica neurofisiológica que permite la inducción de una corriente electromagnética en el cerebro, de forma no invasiva y sin precisar anestesia. Se cree que esta técnica produce una despolarización neuronal, que a su vez podría inducir cambios en los sistemas de neurotransmisión (5-HT, DA, glutamato, etc.).

Se ha explorado su uso en multitud de enfermedades psiquiátricas y neurológicas, con resultados, hasta la fecha, inconcluyentes en la mayoría de los casos. Su principal indicación aceptada es la depresión resistente al tratamiento farmacológico. No obstante, su eficacia es inferior a la terapia electroconvulsiva.

Es una técnica segura, con baja probabilidad de presentar efectos adversos graves.

7.1.3. Psicoterapia

Las técnicas de psicoterapia serán de utilidad en todos los cuadros depresivos. No obstante, en las depresiones mayores será necesario asociar tratamiento farmacológico.

Entre las psicoterapias más eficaces se encuentran la terapia cognitivo-conductual, la terapia interpersonal y la terapia familiar (esta última sobre todo en niños y adolescentes) (v. capítulo Psicoterapias).

7.2. Tratamiento del trastorno bipolar

En el tratamiento del trastorno bipolar es fundamental el tratamiento farmacológico con estabilizadores de ánimo. Se realizará psicoterapia y psicoeducación con el objetivo de concienciar al paciente de su enfermedad y optimizar el cumplimiento terapéutico.

7.2.1. Actuación ante diferentes cuadros

Se aborda a continuación el manejo de diferentes cuadros del trastorno bipolar.

7.2.1.1. Episodio de manía aguda

CASO CLÍNICO 1

Varón de 35 años que ingresa en la Unidad de Hospitalización Breve (UHB) de psiquiatría por un episodio maníaco. Presenta importante expansividad, irritabilidad y dificultad en el manejo. ¿Cuál será el manejo terapéutico en este cuadro de **manía aguda**?

Respuesta: comenzaremos administrando al paciente **antipsicóticos atípicos** (olanzapina, risperidona o quetiapina), pudiendo utilizar la vía intramuscular si el paciente no acepta la medicación oral. No se administrará de primeras un estabilizador del estado de ánimo en monoterapia por el tiempo de latencia de su actividad terapéutica.

Evolución caso clínico 1

El paciente, que ha recibido olanzapina durante unos días, se encuentra menos expansivo y más colaborador. ¿Cuál será el siguiente paso?

Respuesta: se realizará, en la medida de lo posible, psicoeducación sobre su enfermedad, señalándole la importancia de **añadir un estabilizador del ánimo (litio o ácido valproico)** que deberá mantener de forma crónica (MIR 2023-2024, P082).

CASO CLÍNICO 2

Mujer de 50 años que ingresa en la UHB de psiquiatría por fase maníaca de su enfermedad bipolar y que presenta un grave estado de agitación. Se le han administrado fármacos antipsicóticos pero **no ha cedido el estado de agitación y descontrol conductual**. ¿Cuál será el siguiente paso?

Respuesta: Se administrará **TEC** por tratarse de un cuadro grave, con agitación y resistente al tratamiento.

(MIR 2021-2022, P097)

7.2.1.2. Tratamiento del episodio depresivo agudo

El manejo de este cuadro es controvertido por el riesgo de viraje a manía cuando se asocian fármacos antidepresivos. Se puede intentar aumentar la dosis de litio, lamotrigina o quetiapina si la depresión es leve. Si la depresión es más grave y hay que indicar antidepresivos, serán de elección los ISRS. Una combinación muy utilizada es olanzapina con fluoxetina (ISRS).

7.2.1.3. Tratamiento crónico del trastorno bipolar

Será necesario mantener el tratamiento con litio, ácido valproico, lamotrigina o quetiapina (MIR 2022-2023, P087). En ocasiones es necesario realizar asociaciones de fármacos para intentar lograr la estabilidad y prevenir recaídas.

7.2.1.4. Pacientes cicladores rápidos

Se denomina así a las personas con trastorno bipolar que padecen cuatro o más recaídas en 1 año. Estos pacientes responden mal a la terapia con litio y es frecuente que precisen al menos dos fármacos estabilizadores, siendo de elección el ácido valproico y la carbamazepina asociados entre sí o con el litio. La levotiroxina es otro fármaco utilizado en estos pacientes.

7.2.2. Fármacos para el tratamiento del trastorno bipolar

A continuación se describen los principales fármacos que se emplean en el trastorno bipolar.

7.2.2.1. Litio

El litio es el fármaco sobre el que más se pregunta en el MIR.

Farmacocinética y farmacodinamia. Administración por vía oral, absorbiéndose por completo en el tracto gastrointestinal. No se une a proteínas plasmáticas ni se metaboliza en el hígado (por ello no produce alteraciones hepáticas). Atraviesa la barrera hematoencefálica y es secretado por la leche materna. Se elimina por vía renal.

Se puede controlar la eficacia y la toxicidad a través de litemias (niveles plasmáticos de litio), que deberán realizarse de manera semanal al comienzo del tratamiento para ajustar la dosis, y luego se podrán espaciar hasta los 4-6 meses. Para que la medición sea adecuada deberán realizarse 10-12 horas tras la última dosis.

Mecanismo de acción. No se conoce con exactitud. Tiene una latencia de acción de entre 7 y 10 días (por ello no es válido para el manejo agudo del episodio maníaco, siendo más útil el uso de antipsicóticos en las crisis maníacas).

Dosis. Al inicio se suele pautar 400 mg/día. La dosis de mantenimiento estará entre 800 y 1.800 mg/día. La ventana terapéutica del litio para que sea eficaz y no tóxico es de **0,6-1,2 mEq/L.**

Indicaciones:

- Profilaxis y tratamiento del trastorno bipolar. Es eficaz en la prevención de fases maníacas y depresivas. En los episodios maníacos agudos, generalmente se precisará añadir antipsicóticos, por la latencia de respuesta al litio. En los episodios depresivos agudos, puede precisarse añadir antidepresivos (pero nunca antidepresivos en monoterapia)
- **Depresiones unipolares con marcadores de riesgo para padecer un trastorno bipolar y depresiones unipolares resistentes** como fármaco potenciador.
- Otros trastornos del espectro bipolar como la **ciclotimia** y el **trastorno esquizoafectivo.**
- **Otras indicaciones** donde se utiliza con menos frecuencia son: trastornos esquizofreniformes, control de la agresividad y conductas impulsivas en trastornos orgánicos cerebrales y en trastornos de la personalidad (MIR 2005-2006, P156).

Contraindicaciones:

- Embarazo y lactancia (MIR 2022-2023, P053).
- Insuficiencia renal grave.
- Enfermedad cardiovascular grave.
- Deshidratación o depleción grave de sodio.

Efectos secundarios (MIR 2004-2005, P156):

- **Renales:** poliuria (por interferencia con la ADH a nivel tubular) con polidipsia secundaria: diabetes insípida nefrogénica. La padecen hasta el 25 % de los pacientes. Si precisa trata-

miento, este será aumentar la ingesta de líquidos, disminuir la dosis de litio, administrado en una única dosis nocturna y/o añadir un diurético ahorrrador de postasio (amiloride).
Y, debido al riesgo de hipernatremia de estos pacientes por la pérdida de agua, no se debe restringir la ingesta de líquidos. No está claro que el tratamiento continuado con litio produzca nefrotoxicidad irreversible.

- **Tiroideos:** hipotiroidismo que no requiere la suspensión del tratamiento con litio, sino tratamiento con hormona tiroidea.
- **Neurológicos:**
  - Temblor fino distal (el más frecuente) (MIR 2011-2012, P161). Se pueden asociar β-bloqueantes o benzodiacepinas.
  - Trastornos cognitivos leves.
  - Fatiga y debilidad muscular.
  - Si existe intoxicación por litio: temblor grosero, disartria, visión borrosa, ataxia, trastorno del nivel de consciencia o convulsiones.
- **Cardiovasculares:** alteración en la conducción cardíaca (bloqueos, síncopes, etc.).
- **Hematológicos:** leucocitosis con neutrofilia y linfopenia.
- **Dermatológicos:** alopecia, exacerbación de psoriasis, acné.
- **Aumento de peso:** obesidad.
- **Teratogenia:** anomalía de Ebstein (malformación cardíaca con desplazamiento apical de la válvula tricúspide hacia el ventrículo derecho, lo que origina una atrialización de parte del ventrículo derecho y una insuficiencia tricuspídea.

El hígado y los pulmones son los únicos órganos no afectados por el litio (MIR 2007-2008, P160).

Al iniciar tratamiento con litio se deben estudiar las funciones renal y tiroidea (MIR 2014-2015, P150).

Intoxicación por litio. Se expone a través de un caso clínico.

CASO CLÍNICO 1

Varón de 40 años, con diagnóstico de trastorno bipolar, que acude al servicio de urgencias por **náuseas, vómitos y diarrea.** En la exploración física se observa **temblor distal.** El paciente niega consumo de alcohol ni otros tóxicos pero refiere mantener **tratamiento crónico con litio.** Comenta que **recientemente ha tenido un proceso diarreico,** con fiebre y mucha sudoración. ¿Qué le sucede al paciente?

Juicio clínico: intoxicación por litio.

Probablemente, si se realiza una litemia a este paciente, presente niveles superiores a 2,5 mEq/L. la causa más frecuente de intoxicación por litio es el fracaso renal agudo, ya que es un fármaco que se elimina por vía renal. La intoxicación grave puede dar lugar a síntomas neurológicos como temblor, hiperreflexia, convulsiones, y finalmente disminución del nivel de consciencia e incluso coma. El tratamiento de la intoxicación será el siguiente:

- Control hemodinámico.
- Hidratación intensa.
- Lavado gástrico (si ha sido intoxicación por sobredosis).
- Diálisis en intoxicaciones graves o niveles superiores a 4 mEq/L, ya que como el litio no se une a proteínas plasmáticas es un fármaco potencialmente dializable.

Precauciones en todo paciente que vaya a comenzar tratamiento con litio:

- Previamente al comienzo del tratamiento se realizará: ECG, analítica con hormonas tiroideas y prueba de gestación. Los niveles de litemia se medirán de manera periódica.
- Debido al riesgo de deshidratación en caso de desarrollarse una diabetes insípida nefrogénica, es importante evitar situaciones que puedan conllevar deshidratación y asegurar una correcta hidratación.
- Precaución con las dietas restrictivas en sal, puesto que la hiponatremia puede aumentar el riesgo de toxicidad de litio, por disminución de su excreción renal.
- Evitar la sudoración excesiva y el uso de diuréticos.

7.2.2.2. Ácido valproico

Fármaco anticonvulsivante que también se utiliza como eutimizante, siendo uno de los fármacos de primera elección junto con el litio.

Efectos secundarios: gastrointestinales, neurológicos, alteración hepática y hematológica (trombopenia). También se describen otros efectos como alopecia y erupciones cutáneas diversas.

Es teratógeno por lo que puede originar malformaciones cardíacas y defectos del tubo neural.

En el seguimiento se medirán los niveles plasmáticos, que deberán encontrarse entre **50-100 µg/mL.**

7.2.2.3. Carbamazepina

Fármaco anticonvulsivante que también se utiliza como eutimizante. Se considera el tratamiento de elección en cicladores rápidos.

Efectos secundarios: hematológicos (agranulocitosis y leucopenia), hiponatremia, alteraciones gastrointestinales y neurológicas (ataxia, visión borrosa y sedación).

Se debe evitar durante el embarazo (MIR 2022-2023, P053) por posibles malformaciones craneofaciales, cardiovasculares, espina bífida, etc.

Al ser inductor enzimático tiene muchas interacciones con otros fármacos. Requiere monitorización a través de niveles plasmáticos **(8-12 µg/mL).**

La oxcarbamazepina, metabolito de la carbamazepina, tiene mejor tolerancia que ésta.

7.2.2.4. Lamotrigina

Anticonvulsivante que se utiliza de forma eficaz en la prevención y tratamiento de las fases depresivas del trastorno bipolar.

La lamotrigina se considera clásicamente el estabilizador más seguro en embarazo (MIR 2024-2025, P076).

Como efecto adverso frecuente puede producir erupciones exantemáticas.

7.2.2.5. Otros estabilizadores del ánimo

Clonazepam, topiramato y antipsicóticos atípicos (siendo la quetiapina la única que cumple con todas las indicaciones del trastorno bipolar: tratamiento y prevención de fases maníacas y depresivas).

En la tabla Tabla 3-3 se exponen los principales fármacos antidepresivos.

Tabla 3-3. Resumen de los principales fármacos antidepresivos

	Indicaciones	Efectos adversos	Información IMPORTANTE
ISRS: inhibidores selectivos de la recaptación de serotonina (citalopram, escitalopram, fluoxetina, fluvoxamina, paroxetina, sertralina). (La paroxetina tiene ligera actividad anicolinérgica: sequedad bucal, estreñimiento, sedación...)	De elección en cuadros de ansiedad, depresión, TOC, trastorno de control de impulsos, TEPT, pacientes con pluripatología por su buena tolerancia. También indicados en AN y BN	✔ Insominio o sedación, agitación, **malestar gastrointestinal y disfunción sexual** ✔ Pueden **prolongar el QT** (citalopram y escitalopram los que más lo produce) ✔ **Síndrome serotoninérgico**(poco frecuente), produce: diarrea, inquietud, agitación acusada, hiperreflexia, rigidez, temblor, hipertermina, delirium, coma y muerte (sobre todo al asociar ISRS con IMAO, tramadol, linezolid o litio)	✔ **Pocos efectos adversos** ✔ **Buena tolerancia** ✔ **Baja toxicidad** ✔ **Fármacos más usados** ✔ **Fármacos de primera elección en la mayoría de cuadros depresivos y de ansiedad** ✔ **Indicados en depresión durante el embarazo y puerperio**
IRSN: inhibidores selectivos de la recaptación de serotonina y noradrenalina (duloxetina, venlafaxina, desvenlafaxina)	Depresión mayor y trastornos de ansiedad	✔ Similares a los ISRS ✔ En dosis elevadas puede **aumentar la presión arterial**	**La duloxetina está indicada además en el dolor neuropático asociado a diabetes e incontinencia urinaria de esfuerzo.**
Fármacos tricíclicos y tetracíclicos: inhibición no selectiva de la recaptación de serotonina y noradrenalina (imipramina, amitriptilina, clomipramina, doxepina)	Mismas indicaciones que los ISRS, pero en la práctica clínica se reservan para **pacientes que no han tolerado los ISRS**	Muchos efectos adversos: confusión, sedación, pérdida de memoria, sequedad de boca, retención urinaria, midriasis, estreñimiento, hipotensión, taquiarritmias, alteraciones en ECG, aumento de peso y de apetito, náuseas , vómitos y disfunción sexual	✔ **Previo a su administración se recomienda: analítica, ECG** ✔ **Fármacos más letales en sobredosis** ✔ **Contraindicados en pacientes con intervalo QTc superior a 450 ms.** ✔ **Ancianos y niños población más vulnerable (en niños sólo como último recurso)** ✔ **Puede resultar eficaz a dosis bajas en dolor crónico**
IMAO: inhibidores de la monoaminoxidasa (moclobemida, tranilcipromina)	✔ Nunca de primera elección en trastornos de angustia y depresiones resistentes ✔ Eficaces en depresión atípica	**Crisis hipertensivas**cuando se toman alimentos ricos en **tiramina**como: embutidos, quesos curados, paté, habas, bebidas alcohólicas, chucrut	**Requieren una dieta especial por lo que no son muy utilizados en la práctica clínica**
IRNA: inhibidores de la recaptación de noradrenalina (reboxetina, atomoxetina)	✔ La atomoxetina se utiliza en el trastorno por déficit de atención ✔ Puede utilizarse para potenciar el tratamiento antidepresivo ✔ Reboxetina: potencia efectos de ISRS o cuando no se toleran	**Atomoxetina: malestar abdominal, reducción de apetito con pérdida de peso, disfunción sexual, alteración de la presión arterial y de la frecuencia cardíaca, toxicidad hepática (poco frecuente)**	**La atomoxetina está contraindicada en glaucoma de ángulo estrecho.**
NaSSA: antagonistas selectivos de los receptores noradrenérgicos y serotoninérgicos (mirtazapina)	Depresión	**Sedación, aumento de peso, etc.**	✔ **Muy utilizados en ancianos y en pacientes con cáncer** ✔ **Se podrían utilizar en depresión y disfunción sexual**

Continúa...

Tabla 3-3. Resumen de los principales fármacos antidepresivos **(Cont.)**

	Indicaciones	Efectos adversos	Información IMPORTANTE
Bupropion: inhibidor de la recaptación de dopamina	Depresión, deshabituación tabáquica, trastorno por déficit de atención e hiperactividad, deseo sexual hipoactivo	Cefalea, insomnio, sequedad bucal, temblores, inquietud e irritabilidad, convulsiones (dependiente de dosis)	✔ No prescribirlo en pacientes con ansiedad ✔ Contraindicado en pacientes epilépticos ✔ Se podrá utilizar en depresión y disfunción sexual
Trazodona: bloquea receptores serotoninérgicos e inhibe la recaptación de serotonina	Depresión, insomnio, disfunción eréctil	Priapismo (erección dolorosa de más de 3 h de duración), sedación, etc.	✔ Efecto antidepresivo leve ✔ Se utiliza como potenciador o como hipnótico
OTROS: tianeptina y vortioxetina (de reciente comercialización)	Depresión		✔ Vortioxetina actúa modulando receptores serotoninérgicos y otros ✔ Muy bien tolerado, puede producir prurito

Nota: la Agencia Europea del Medicamento ha aprobado el uso de la esketamina (isómero de la ketamina). El mecanismo de acción es a través del sistema glutamatérgico. La indicación es para depresiones refractarias a otros tratamientos y con elevado riesgo suicida, La forma de presentación es un *spray* nasal y la dispensación es hospitalaria. A diferencia del resto de antidepresivos el efecto es mucho más precoz. Como efectos adversos más frecuentes: la disociación y el potencial adictivo. AN: anorexia nerviosa; BN: bulimia nerviosa; ECG: electrocardiograma; TEPT: trastorno de estrés postraumático; TOC: trastorno obsesivo compulsivo

Puntos clave

- ✔ Los síntomas más importantes para hacer el diagnóstico de depresión son las alteraciones en el estado de ánimo, en el adulto más específicamente la «tristeza patológica» y en niños/adolescentes la irritabilidad.
- ✔ La depresión endógena (o melancólica) se caracteriza por tristeza vital, anhedonia, mejoría vespertina el ánimo, alteraciones psicomotoras severas, insomnio de mantenimiento y pérdida de peso. Se asocian a mayor gravedad pero mejor respuesta a los antidepresivos o TEC.
- ✔ En la depresión atípica predomina el aumento de apetito y de peso, hipersomnolencia, y cansancio severo. El tratamiento de elección son los antidepresivos IMAO.
- ✔ El síntoma fundamental de la manía es la euforia extrema y en menor grado la irritabilidad o la disforia. Disminuye la necesidad de dormir y aumenta la energía vital, hacen muchos planes, se distraen con facilidad y pueden aparecer delirios megalomaníacos. No suelen tener conciencia de enfermedad.
- ✔ Todos los antidepresivos son igual de eficaces, tardan unas semanas en empezar a mostrar su efecto y la duración mínima del tratamiento debe ser de seis meses.
- ✔ Los tricíclicos y los IMAO son los más antiguos y hoy en día apenas se utilizan por su alto potencial de efectos secundarios.

4 Trastornos psicóticos

Orientación MIR

Es importante el conocimiento de la clínica de los principales cuadros psicóticos (esquizofrenia y trastorno delirante). Los fármacos son bastante preguntados, y además de sus indicaciones, es muy importante conocer los efectos adversos (Vídeo 4-1).

1. Conceptos básicos

Se recomienda revisar en el capítulo Introducción las alteraciones de la percepción, del lenguaje y del pensamiento.

2. Esquizofrenia

La esquizofrenia es un síndrome clínico que presenta una psicopatología variable, aunque muy problemática, que afecta a la cognición, emociones, pensamientos, percepción y otros aspectos del comportamiento. La característica más específica es la incapacidad para distinguir la realidad interna de la externa (MIR 2007-2008, P163).

2.1. Síntomas psicóticos

Los **síntomas psicóticos** se pueden dividir en:

- **Positivos:** fenómenos que «suman»; por ejemplo, la presencia de alucinaciones, delirios y comportamiento desorganizado. Estos síntomas se pueden controlar bien con los fármacos antipsicóticos, que bloquean la actividad dopaminérgica.
- **Negativos:** fenómenos que «restan» facultades al sujeto: anhedonia (incapacidad para sentir placer), apatía (falta de motivación para hacer cosas), abulia (falta de voluntad - querer hacer algo, pero no ser capaz-), alogia (empobrecimiento del lenguaje), retraimiento social, embotamiento afectivo, etc. (MIR 2007-2008, P157; MIR 2008-2009, P164; MIR 2018-2019, P186).
- **Cognitivos:** problemas de atención, concentración y memoria.

Algunos autores consideran los síntomas cognitivos como parte de los negativos (MIR 2008-2009, P164). Ambos grupos responden peor o incluso empeoran con el tratamiento con antipsicóticos, sobre todo con los típicos. Los antipsicóticos atípicos teóricamente pueden mejorarlos o al menos no empeorarlos.

Es frecuente que, en los pacientes con esquizofrenia, se presenten «síntomas neurológicos menores» que reflejan disfunciones en los circuitos neuronales de las estructuras subcorticales, o una alteración de la conectividad cortical-subcortical. Algunos ejemplos son: alteración en la distinción entre derecha-izquierda, astereognosia (incapacidad para identificar un objeto solo por el tacto, sin otra información sensorial), alteración en la oposición del pulgar, movimientos en espejo de la mano contraria, problemas en la marcha o en el equilibrio, etc.

2.2. Criterios diagnósticos

En la **DSM-5** se deben cumplir, durante **al menos un mes (fase activa)**, dos o más de los síntomas siguientes:

1. Delirios.
2. Alucinaciones.
3. Discurso desorganizado.
4. Comportamiento desorganizado o catatónico.
5. Síntomas negativos (incluyendo cognitivos).

Al menos uno de ellos ha de estar entre los síntomas 1, 2 o 3. Además, los signos continuos del trastorno persisten durante un mínimo de **seis meses**: al menos un mes de síntomas de fase activa +/- períodos de síntomas negativos.

El nivel de funcionamiento tiene que verse significativamente deteriorado en uno o más ámbitos principales de la vida (trabajo, estudios, relaciones interpersonales o cuidado personal).

La **CIE-11** contempla la presencia de similares síntomas que los antes referidos, siendo los **síntomas centrales** los delirios, las alucinaciones, la desorganización del pensamiento y los fenómenos de influencia o de control (sensación de que los sentimientos, conducta y pensamientos están bajo el control de una influencia externa). El único criterio temporal es que los síntomas deben de estar presentes **al menos un mes**.

En la CIE-11 se pide especificar el curso de la esquizofrenia: primer episodio, episodios múltiples o continuo. En la DSM-5 se utilizan los mismos especificadores del curso, y, además, se debe especificar si en este momento se encuentra en episodio agudo, remisión parcial o remisión total, así como la existencia o no de catatonía.

2.3. Fases de la esquizofrenia

Las distintas fases de la esquizofrenia son Fig. 4-1:

- **Fase prodrómica:** ocurre previamente a la eclosión de la psicosis. En esta etapa el paciente se siente angustiado, irritable, comienza a abandonar actividades y progresivamente se va aislando. No aparecen alucinaciones ni delirios en esta etapa.
- **Fase aguda o psicótica:** en esta fase tiene lugar el episodio psicótico, padeciendo el paciente síntomas positivos y/o negativos y conformando así la clínica fundamental de un episodio psicótico.
- **Fase residual:** ocurre posteriormente al episodio psicótico, predominando en el paciente el aplanamiento afectivo, el retraimiento social, la abulia y apatía (son lo que se conoce como síntomas negativos).

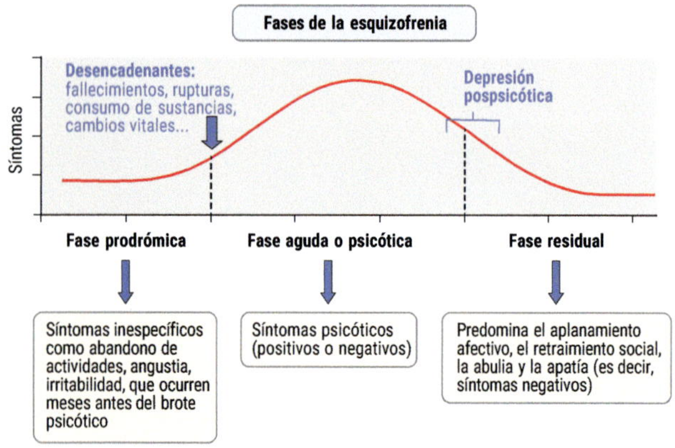

Fig. 4-1 | Fases de la esquizofrenia.

2.4. Subtipos clínicos

La clasificación por subtipos de la esquizofrenia en la teoría se ha usado durante muchos años. Se basaba en la predominancia de unos tipos de síntomas u otros. Actualmente se ha quedado obsoleta, y ni el DSM-5 ni la CIE-10 la contemplan. Sin embargo, son conceptos tan clásicos y extendidos en su uso en la práctica que todavía conviene conocer los tipos más frecuentes. Se describen a continuación a través de casos clínicos.

2.4.1. Esquizofrenia de tipo paranoide

CASO CLÍNICO
Varón de 40 años que acude a la consulta del psiquiatra desde hace un par de años. En esta ocasión le comenta que se siente vigilado por la policía ya que ha cometido un delito y lo están buscando. Ha escuchado sus voces diciendo «Vas a pagar por lo que has hecho...». El paciente se encuentra muy angustiado y decide acudir a consulta.

Juicio clínico: Esquizofrenia de tipo paranoide (MIR 2011-2012, P155).

Es la más frecuente. Predominan los delirios, sobre todo de perjuicio, y las alucinaciones auditivas.

2.4.2. Esquizofrenia catatónica

CASO CLÍNICO
Varón de 33 años, con diagnóstico de esquizofrenia de años de evolución, que es traído de manera involuntaria a urgencias porque sus familiares han comenzado a verle inmóvil, como rígido por momentos, desde hace varios días. Refieren que adopta posturas extrañas y las mantiene, independientemente de lo que se le diga. Cuando los familiares intentan entablar una conversación con él, el paciente no colabora y se opone a adoptar cualquier otra postura. Sin embargo, han observado que repite muchas veces palabras que otras personas han referido, e incluso repite gestos una y otra vez.

Juicio clínico: Esquizofrenia catatónica.

En este subtipo los pacientes presentan síntomas de catatonia (v. Alteraciones de la psicomotricidad en el capítulo Introducción:

- ✔ **Alteración de la actividad motora:** en forma de inmovilidad con catalepsia (inmovilidad e insensibilidad repentina y pasajera), rigidez, adopción de posturas extrañas o estupor; o bien en forma de agitación con actividad sin propósito aparente y con independencia de estímulos externos.
- ✔ **Negativismo extremo:** resistencia aparentemente inmotivada a todas las órdenes o mantenimiento de la postura rígida en contra de los intentos para ser movidos.
- ✔ **Movimientos estereotipados y manierismos.**
- ✔ **Ecolalia, ecopraxia y ecomimia:** la persona repite palabras, movimientos o gestos que ha realizado otra persona, a modo de eco (MIR 2009-2010, P153).

2.4.3. Esquizofrenia desorganizada o hebefrénica

CASO CLÍNICO
Mujer de 25 años que es llevada desde el aeropuerto, donde la han encontrado muy agitada, intentando usar como teléfono un zapato y diciendo cosas incomprensibles. Los agentes la han intentado calmar y preguntarle qué le ocurre, pero la mujer mantiene un discurso disgregado e incoherente, que no clarifica lo sucedido. Se encuentra desaseada y muy delgada, y no es capaz de obedecer las órdenes de los agentes, quienes llaman al SUMMA.

Juicio clínico: Esquizofrenia desorganizada o hebefrénica (MIR 2004-2005, P158).

En este subtipo los pacientes presentan comportamiento primitivo, desinhibido y desorganizado. La edad de inicio es temprana. Es el de peor pronóstico

2.4.4. Esquizofrenia residual

CASO CLÍNICO
Varón de 45 años, con diagnóstico previo de esquizofrenia paranoide, que desde hace varios años presenta pérdida de interés y motivación para hacer las cosas. Abandonó sus aficiones y pasa el día en casa con una actividad muy empobrecida y sin apenas contacto social. Predomina la apatía y el retraimiento social. Vive con sus padres y se encuentra en trámites de incapacitación.

Juicio clínico: Esquizofrenia residual.

Este suele ser el estadio final de la enfermedad, tras años de evolución. Son pacientes que tuvieron síntomas positivos en el pasado pero ahora predominan los negativos (apatía, abulia, retraimiento social, embotamiento afectivo, etc.) y el deterioro.

2.5. Epidemiología

(MIR 2023-2024, P083; MIR 2009-2010, P149)

La prevalencia mundial de esta enfermedad está entre el 1 % y el 1,5 %, y la incidencia anual es de un 0,5 a 5 por 100.000 habitantes.

No existen diferencias de prevalencia entre culturas, razas o sexos. Sí hay diferencias entre hombres y mujeres en cuanto al comienzo y curso de la enfermedad. En los hombres la enfermedad empieza antes (15-25 años), mientras que en las mujeres se retrasa (25-35 años) (MIR 2005-2006, P158). Es posible encontrar esquizofrenia de inicio tardío, aunque es menos frecuente. El curso de la enfermedad es más favorable en mujeres que en hombres.

Hay mayor prevalencia en fenómenos de inmigración y clases socioeconómicas bajas (se piensa que la merma que produce la propia enfermedad evitaría la escalada en las clases sociales).

Existe mayor probabilidad que las personas con esquizofrenia hayan nacido en invierno o al comienzo de la primavera.

2.6. Etiología

No se conoce la causa, pero sí se objetivan factores que influyen. En la Fig. 4-2 se expone un resumen de la etiología y a continuación se describen los factores relacionados:

- **Genética**: existe agregación familiar, siendo una de las enfermedades psiquiátricas con mayor heredabilidad. No se han encontrado genes específicos causantes de la enfermedad, tratándose de una herencia poligénica compleja donde la interacción gen-ambiente cobra mucha importancia.
- **Alteraciones neuroquímicas** Fig. 4-3:
  - Hipótesis dopaminérgica: hiperactividad dopaminérgica en regiones cerebrales, siendo la responsable de los síntomas positivos de la esquizofrenia; de ahí que la eficacia y potencia de los antipsicóticos esté relacionada con el bloqueo D2.
  - Otros neurotransmisores:
    - Serotonina: este neurotransmisor se plantea como el causante de los síntomas positivos y negativos de la esquizofrenia.
    - Noradrenalina: el sistema noradrenérgico regula el sistema dopaminérgico.
    - Aminoácidos: exceso de actividad del glutamato y disminución de las neuronas gabaérgicas en el hipocampo.
- **Neurohistopatología**: mediante pruebas de imagen cerebral del tipo TC y pruebas de neuroimagen funcional del tipo SPECT, se han encontrado los siguientes hallazgos:
  - Dilatación de ventrículos laterales y tercer ventrículo (Fig. 4-4).
  - Pérdida de simetría cerebral.
  - Disminución del tamaño del hipocampo, circunvolución parahipocámpica y núcleo amigdalino (sistema límbico).
  - Deficiencias funcionales y alteraciones anatómicas en la corteza prefrontal.

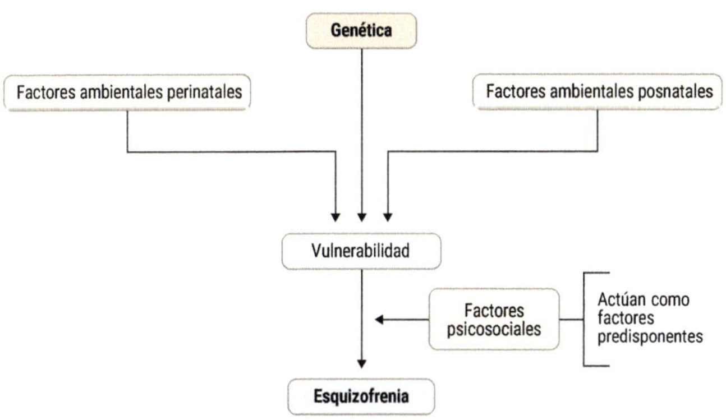

Fig. 4-2 | Etiología general de la esquizofrenia.

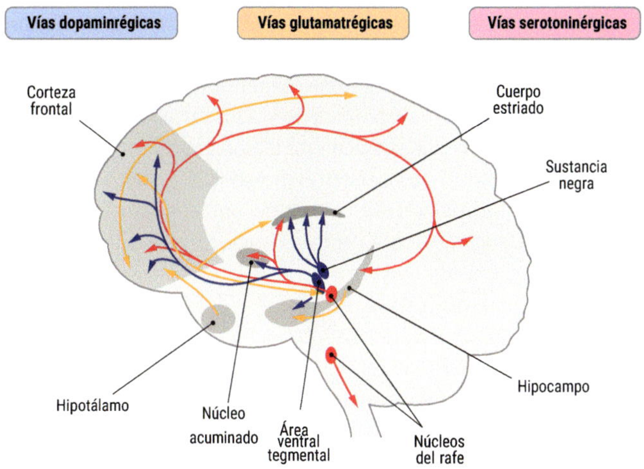

Fig. 4-3 | Alteraciones neuroquímicas en la esquizofrenia.

  - Alteración de núcleos basales y cerebelos, dando lugar a movimientos anormales que no están en relación con la toma de antipsicóticos.
- **Signos neurológicos menores**: se ha investigado sobre la presencia de signos físicos y neurológicos menores que estarían relacionados con una alteración en el desarrollo intrauterino, apareciendo estos signos incluso antes del desarrollo de la esquizofrenia.
- **Hipótesis del neurodesarrollo** (es la hipótesis más arraigada en la actualidad): consiste en que las agresiones durante el desarrollo embrionario, tanto precoces como a finales del primer trimestre o comienzos del segundo trimestre de la gestación, dan lugar a la activación de circuitos neurales patológicos durante la adolescencia o la edad adulta joven, que llevan a la aparición de síntomas positivos o negativos.

2.7. Curso y pronóstico

La evolución clásica de la esquizofrenia sigue un **curso de exacerbaciones y remisiones**. Es frecuente que los pacientes sufran recaídas (MIR 2021-2022, P091). Cada recaída provoca un deterioro posterior, de manera que es frecuente la pérdida de funcionalidad en estos pacientes. Los síntomas positivos mejoran a lo

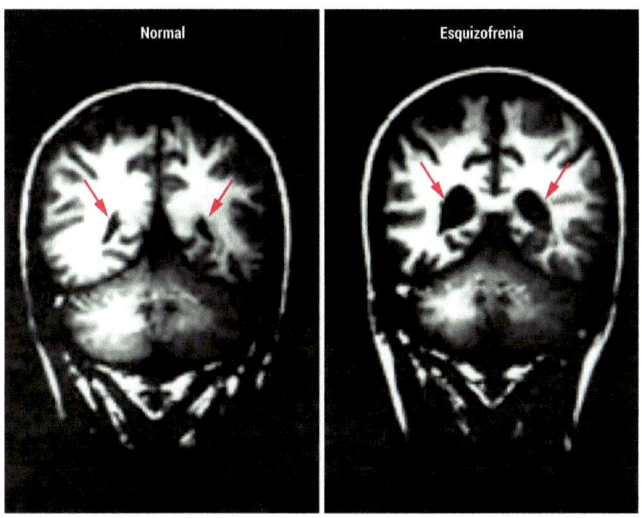

Fig. 4-4 | **Izquierda:** cerebro normal. **Derecha:** dilatación ventricular en un paciente con esquizofrenia.

largo de la evolución, siendo cada vez menos frecuentes, ya que además se controlan bien con el tratamiento farmacológico; sin embargo, los síntomas negativos generalmente aumentan a lo largo de la evolución y responden peor a los fármacos.

En la esquizofrenia es frecuente la **potomanía** (ingesta compulsiva de líquido). Los pacientes presentan un alto riesgo de alteraciones hidroelectrolíticas, como por ejemplo la hiponatremia por dilución y, como consecuencia, puede ocurrir edema cerebral, convulsiones y coma.

En cuanto al **pronóstico**, un tercio de los pacientes mejoran y llegan a alcanzar autonomía, otro tercio continúan padeciendo síntomas moderados teniendo un pronóstico intermedio, y el último tercio tiene un mal pronóstico, con necesidad de recursos asistenciales a medio y largo plazo.

Existe un **riesgo suicida elevado** en los primeros brotes de pacientes jóvenes, con buena conciencia de enfermedad, sin deterioro funcional y personal y en el período inmediatamente posterior a un alta hospitalaria.

En la Fig. 4-5 se recogen los factores de buen y mal pronóstico en la esquizofrenia (MIR 2024-2025, P074; MIR 2003-2004, P156).

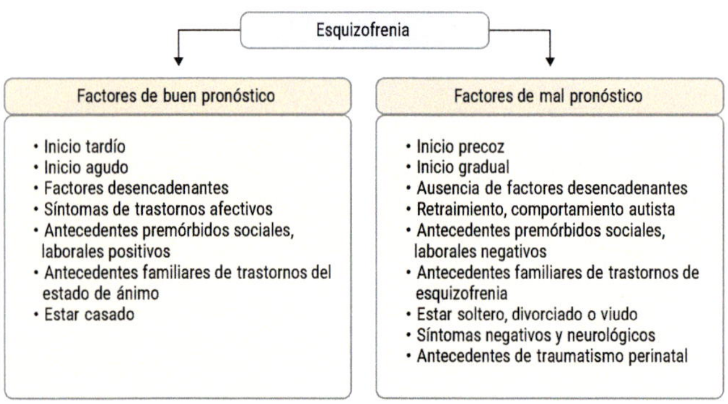

Fig. 4-5 | Factores de buen y mal pronóstico en la esquizofrenia.

3. Trastorno delirante crónico

Es el trastorno que clásicamente se denominaba **paranoia**.

3.1. Epidemiología

Es un trastorno menos frecuente que la esquizofrenia. La edad media de inicio se sitúa en torno a los 40 años (MIR 2012-2013, P173). Hay una ligera preponderancia en las mujeres. Existe mayor riesgo en personas con déficits sensoriales (sordos, ciegos), personalidades suspicaces, desconfiadas e hipersensibles. No existe agrupación familiar.

3.2. Clínica

Se caracteriza por la presencia de un **delirio bien sistematizado y estructurado**, habitualmente **monotemático** y que resulta **creíble** (piensan que son perjudicados, engañados, vigilados, perseguidos, amados, etc.). Este delirio tiene **consecuencias afectivas y conductuales** en el paciente, **sin que exista una ruptura biográfica y merma cognitiva o social** (MIR 2011-2012, P160).

Los temas de los delirios son variados (se pueden revisar los tipos de ideas delirantes en el capítulo Introducción).

En la Tabla 4-1 se muestra el **diagnóstico diferencial** entre el trastorno delirante crónico y la esquizofrenia.

CASO CLÍNICO DE ESQUIZOFRENIA

Varón de 18 años que desde hace varios meses se encuentra más retraído y aislado. Evita el contacto con la gente y los familiares le han observado hablando solo. Comenta que tiene una antena implantada en la cabeza a través de la cual los extraterrestres le hablan y le dicen cosas obscenas. No conoce el propósito de esta comunicación, y muestra un discurso en ocasiones disgregado e incoherente. Ha disminuido mucho la ingesta y el autocuidado, y ha abandonado sus estudios y su círculo social.

CASO CLÍNICO DE TRASTORNO DELIRANTE CRÓNICO

Mujer de 40 años que acude a Salud Laboral por petición de sus jefes. Al parecer la paciente comenta que desde hace varios años siente que la vigilan en la oficina a través del ordenador que ella habitualmente usa. Mantiene su actividad laboral con actitud desconfiada hacia sus compañeros, a los que no transmite información por miedo a que puedan utilizarla en su contra o estar inmersos en la trama de complot que hay contra ella. No presenta alucinaciones auditivas, y mantiene un grado satisfactorio de funcionalidad. Le han comentado en muchas ocasiones que vaya al médico pero la paciente no quiere porque dice que se encuentra muy bien.

3.3. Curso y pronóstico

En la **evolución** de la enfermedad se observa que un 50 % se recuperan, un 20 % reducen su sintomatología y un 30 % no experimentan cambios.

El **pronóstico** será más favorable en los siguientes casos:

- ✔ Sexo femenino.
- ✔ Inicio precoz (antes de los 30 años).
- ✔ Inicio súbito.
- ✔ Duración breve.
- ✔ Presencia de factores precipitantes.

3.4. Tratamiento

El **tratamiento no elimina el delirio** pero disminuye la intensidad de la ideación delirante y las alteraciones conductuales acompañantes.

Los antipsicóticos son el tratamiento de elección. Es frecuente la mala adherencia al tratamiento en estos pacientes por la **mala conciencia de enfermedad**.

4. Otros trastornos psicóticos

El resto de cuadros psicóticos se explican a través de casos clínicos.

Tabla 4-1. Diagnóstico diferencial entre el trastorno delirante crónico y la esquizofrenia

	Trastorno delirante crónico	Esquizofrenia
Prevalencia	0,03 %	1 %
Personalidad previa	Paranoide	Normal, esquizoide o esquizotípica
Inicio	Tardío	Precoz
Evolución	Desarrollo (no existe ruptura biográfica)	Proceso (existe ruptura biográfica: a partir del inicio de la enfermedad el paciente en general no retorna a su estado previo)
Deterioro	No	Sí
Alucinaciones	No frecuentes	Muy frecuentes
Delirio	Bien sistematizado, creíble Temática variada (los más frecuentes son de persecución o perjuicicio)	Peor sistematizado, más abigarrado Los más frecuentes son de persecución o perjuicio
Respuesta a tratamiento	Mejoría escasa	Mejoran los delirios y las alucinaciones No mejoran los síntomas negativos

4.1. Trastorno esquizofreniforme

CASO CLÍNICO

Varón de 25 años que acude al servicio de urgencias de manera forzosa porque su familia ha evidenciado risas inmotivadas, tendencia al aislamiento e ideas delirantes. El paciente describe que está siendo perseguido por la mafia rusa, por lo que se mantiene en casa encerrado para prevenir que le pase algo. Señala la presencia de alucinaciones auditivas en forma de voces increpatorias. Dicha sintomatología la datan **desde hace 3 meses.** ¿Cuál será el diagnóstico más probable?

Juicio clínico: Trastorno esquizofreniforme.

Cuadro clínico igual que la esquizofrenia, con un período de duración mayor de 1 mes pero menor de 6 meses.

4.2. Trastorno psicótico breve

CASO CLÍNICO

Mujer de 22 años que acude al servicio de urgencias porque **desde hace 3 semanas** presenta lenguaje desorganizado y escucha de voces comentadoras de actividad que relata con elevada angustia. Se siente vigilada y piensa que le han implantado un chip en la cabeza para controlarla. Ha dejado de acudir a clase y tiene escaso contacto social.

Juicio clínico: Trastorno psicótico breve.

Cuadro clínico como el de una esquizofrenia pero de duración mayor de 1 día e inferior a 1 mes.

4.3. Trastorno psicótico compartido o *folie à deux*

CASO CLÍNICO

Mujer de 60 años que acude a la consulta de psiquiatría desde hace muchos años por ideación delirante de perjuicio de sus vecinos, de los cuales dice «me hacen la vida imposible». En una consulta acude su hermana de 64 años, con la que convive. Ésta comenta que últimamente los vecinos se han dedicado a poner cámaras en su casa y a entrar por las noches, llegando a robarles objetos que ellas después no encuentran. ¿Qué diagnóstico tendrá la mujer de 64 años?

Juicio clínico: Trastorno psicótico compartido o *folie à deux.*

El inductor del delirio sería la paciente de 60 años, que es quien inicia el delirio, y más adelante se lo induce a su hermana. El contenido del delirio es el mismo. Suele mejorar cuando se separa a las dos personas que participan en el delirio aunque se han descrito casos de persistencia.

4.4. Trastorno esquizoafectivo

Los criterios diagnósticos del DSM-5 son:

A. Período ininterrumpido de enfermedad durante el cual existe un episodio mayor del estado de ánimo (manía o depresión mayor) concurrente con el criterio A de Esquizofrenia (2 o más de los siguientes síntomas: delirios, alucinaciones, discurso desorganizado, comportamiento desorganizado, síntomas negativos).

B. Delirios o alucinaciones durante dos o más semanas en ausencia de un episodio mayor del estado de ánimo.

C. Los criterios para episodio mayor del estado de ánimo están presentes durante la mayor parte de la duración de la enfermedad.

D. El trastorno no puede atribuirse a efectos de una sustancia.

El trastorno esquizoafectivo se caracteriza por:

- ✔ Prevalencia inferior al 1 %.
- ✔ Dos subtipos: bipolar y depresivo.
- ✔ Mejor pronóstico que pacientes con esquizofrenia y peor que pacientes con trastornos del estado de ánimo.
- ✔ Estabilizadores del ánimo como tratamiento esencial. Se suelen asociar fármacos antipsicóticos.

- En cuadros depresivos se utilizan antidepresivos siendo los ISRS de primera línea.
- La rehabilitación psicosocial es una parte fundamental del tratamiento.

CASO CLÍNICO

Mujer de 34 años que refiere que a los 22 años es ingresada por clínica psicótica, la paciente tenía un ánimo expansivo y delirios de persecución. Reconoce en ese momento consumo de cannabis de manera frecuente. Tras el alta la paciente abandona los estudios y comienza un período de baja actividad, abandonando el consumo de cannabis. Tuvo después de este primer episodio 3 ingresos por clínica maníaca y ha tenido síntomas psicóticos en ausencia de clínica afectiva.

Juicio clínico: Trastorno esquizoafectivo, porque además de tener síntomas psicóticos y afectivos concurrentes, tiene síntomas psicóticos en ausencia de clínica afectiva. El tratamiento será un estabilizador, litio por ejemplo, y paliperidona (antipsicótico atípico).

5. Tratamiento de los trastornos psicóticos

Las alternativas terapéuticas incluyen fármacos antipsicóticos y otros tratamientos como la terapia electroconvulsiva (TEC), el ingreso hospitalario e intervenciones psicoterapéuticas.

5.1. Tratamiento farmacológico: antipsicóticos

Son fármacos utilizados fundamentalmente para tratar sintomatología psicótica, sobre todo en la esquizofrenia, pero también pueden usarse en otras enfermedades psiquiátricas o médicas. Presentan una gran variedad de propiedades farmacológicas, pero todos comparten la capacidad de ejercer un efecto antagonista de los receptores dopaminérgicos postsinápticos del cerebro.

Indicaciones:

- Esquizofrenia.
- Trastorno bipolar, fase maníaca.
- Depresiones con síntomas psicóticos, agitadas y/o con ideación autolítica.
- Otros: síndrome de Gilles de la Tourette, episodios de agitación, insomnio resistente, delírium, corea de Huntington, dolor crónico en uso coadyuvante con otras medicaciones, hipo incoercible y vómitos.

Farmacocinética. Presentan buena absorción por vía oral e intramuscular. Atraviesan la barrera hematoencefálica. Tienen una metabolización hepática, con una excreción renal y biliar.

Clasificación. Los antipsicóticos se clasifican en dos grupos principales Tabla 4-2.

- **Antipsicóticos de primera generación o típicos (más antiguos)**: bloquean el receptor dopaminérgico. Su uso se ha ido restringiendo por los efectos extrapiramidales que producen tanto a corto como a largo plazo.
- **Antipsicóticos de segunda generación o atípicos (más modernos)**: bloquean receptores dopaminérgicos y serotoninérgicos:
  - Son fármacos comercializados más tardíamente que los típicos y resultan más caros. Mejoran el perfil de efectos adversos en relación a síntomas extrapiramidales y discinesias, pero cuentan con un mayor riesgo de síndrome metabólico (MIR 2022-2023, P093), por lo que se cuestiona su uso en pacientes ancianos.
  - El primer antipsicótico de segunda generación comercializado fue la **clozapina**, medicamento muy eficaz indicado en pacientes resistentes a otros antipsicóticos. Como efecto adverso importante tiene la agranulocitosis, que ocurre en un 1 % o 2 % de los pacientes y obliga a retirar el fármaco. Son precisos los controles analíticos en pacientes que tienen pauta con clozapina (MIR 2020-2021, P084; MIR 2021-2022, P052). Del resto de antipsicóticos atípicos se cuestiona que su eficacia alcance la de la clozapina, pero no presentan riesgo de agranulocitosis.
  - Son fármacos **de elección en cuadros psicóticos**, siendo preciso para considerarlo ineficaz un período de 6-7 semanas sin resultado en cuanto a mejoría de síntomas positivos y 6 meses para los síntomas negativos. La causa más frecuente de ineficacia será el incumplimiento terapéutico (MIR 2006-2007, P161).
  - El **tratamiento de mantenimiento** se realizará cuando se haya objetivado una respuesta, y se mantendrán las dosis más bajas eficaces. Si ha habido un primer episodio y la recuperación ha sido completa, se mantendrá entre 1 y 2 años. Si existe una recaída con recuperación completa, el tratamiento deberá permanecer en torno a 5 años. Si existen numerosas recaídas, el tratamiento puede llegar a ser indefinido.
  - Con el fin de mejorar el cumplimiento terapéutico se comercializan **fármacos «depot»**, antipsicóticos de liberación retardada que se administran por vía intramuscular y que aseguran una concentración de fármaco eficaz durante 2 semanas (risperidona), 1 mes (paliperidona, aripiprazol) o 3 meses (paliperidona trimestral).
  - En los últimos años se han empezado a comercializar 4 nuevos antipsicóticos: loxapina, asenapina, lurasidona y cariprazina:
    - **Loxapina**: es un antipsicótico típico cuya indicación principal es la agitación psicomotriz moderada en pacientes con esquizofrenia o trastorno bipolar. Se utiliza por vía **inhalada**, por lo que el efecto es rápido, pero precisa que el paciente colabore con la administración.
    - **Asenapina**: es un antipsicótico atípico que se utiliza por vía **sublingual**, debido a su baja biodisponibilidad por vía oral (< 2 %). Se ha comercializado para el tratamiento de los episodios maniacos en el trastorno bipolar, sin embargo, la FDA (Food and Drug Administration) aprueba también la indicación para esquizofrenia.
    - **Lurasidona**: es un antipsicótico atípico con indicación para el tratamiento de la esquizofrenia en adultos, y recientemente, también en adolescentes a partir de 13 años. La FDA admite asimismo la indicación para el tratamiento de la depresión bipolar.
    - **Cariprazina**: es un antipsicótico atípico con un perfil receptorial particular: es **agonista parcial** de los receptores

Tabla 4-2. Clasificación de los antipsicóticos

	Fármacos	Mecanismo de acción	Efecto clínico	Efectos secundarios
Antipsicóticos típicos	Haloperidol Zuclopentixol Pimozida Flufenazina Clorpromazina Levomepromazina Sulpirida Clotiapina Loxapina	Bloqueo potente de receptores dopaminérgicos D2 Bloqueo de otros receptores (histamímicos, adrenérgicos y colinérgicos)	Disminución de síntomas positivos	Síntomas extrapiramidales Discinesia tardía Elevación de la prolactina Empeoramiento de los síntomas negativos de la esquizofrenia Síndrome neuroléptico maligno
Atipsicóticos atípicos	Clozapina Risperidona Paliperidona Olanzapina Quetiapina Ziprasidona Aripiprazol Amisulpride	Bloqueo de receptores dopaminérgicos D2, D3 y D4 Bloqueo de receptores serotoninérgicos 5HT2A Bloqueo de otros receptores (histamímicos, adrenérgicos y colinérgicos)	Disminución de síntomas positivos No empeoran los síntomas negativos Pocos efectos extrapiramidales	Síndrome metabólico (aumento de riesgo cardiovascular, aumento de peso, etc.) Síndrome neuroléptico maligno (con menos frecuencia que en antipsicóticos típicos) Aumento de la prolactina (menos con aripiprazol y clozapina)

dopaminérgicos D2 y D3. Este mecanismo de acción es similar al del aripiprazol, y ambos tienen un perfil más activador (menos sedante) que otros antipsicóticos.

Efectos secundarios. Se han descrito los siguientes:

- **Síntomas extrapiramidales:** distonía (crisis oculógiras, tortícolis), acatisia (inquietud psicomotriz por la que el sujeto es incapaz de permanecer quieto, aliviándose con la deambulación) (MIR 2005-2006, P164),rigidez y temblor. Son síntomas que acontecen en el período inicial del tratamiento con antipsicóticos. Los síntomas extrapiramidales pueden ocurrir con todos los antipsicóticos, si bien es cierto que los antipsicóticos típicos producen más efectos extrapiramidales que los atípicos, de ahí que en la práctica clínica no se suelan usar de mantenimiento. Dentro de los atípicos la risperidona es uno de los que más efectos extrapiramidales genera, siendo el aripiprazol de los que menos (MIR 2007-2008, P062). No se debe confundir con estereotipia (repetición reiterada e innecesaria de un acto, y que no es por tanto un efecto secundario farmacológico sino un síntoma clínico) (MIR 2014-2015, P153). Para su tratamiento se usan:
  - Biperideno (en las distonías).
  - β-bloqueantes o benzodiacepinas (en la acatisia) (MIR 2020-2021, P087; MIR 2022-2023, P093).
  - Anticolinérgicos (biperideno o trihexifenidilo) o amantadina (en los síntomas parkinsonianos como el temblor o la rigidez).
- **Discinesia tardía:** desorden hipercinético del movimiento que ocasiona movimientos faciales y linguales y de los miembros que pueden ser rápidos, extraños o coreiformes. Ocurre tras años de tratamiento con antipsicóticos (MIR 2022-2023, P093). Es más frecuente en pacientes con deterioro cognitivo previo, en mujeres y en ancianos.
- **Empeoramiento de los síntomas negativos de la esquizofrenia:** apatía, falta de motivación, disminución del interés por actividades sociales y de ocio, retraimiento social (síntomas más limitantes a largo plazo en la esquizofrenia).
- **Síndrome neuroléptico maligno:**
  - Efecto secundario idiosincrásico que se presenta en alrededor del 0,5% de los pacientes tratados con antipsicóticos. Existe mayor riesgo de aparición con el uso de antipsicóticos de alta potencia (típicos), al comienzo de la pauta, en dosis elevadas y en ancianos, pero puede presentarse en cualquier momento, con cualquier dosis y con antipsicóticos atípicos. Puede, además, presentarse con el uso asociado de sustancias con actividad dopaminérgica como la cocaína, el litio, antidepresivos tricíclicos, IMAO o benzamidas.
  - Clínica:
    - Hipertonía, rigidez muscular.
    - Hipertermia con fiebre alta (40-41°C).
    - Taquicardia, hipertensión arterial, diaforesis.
    - Confusión, estupor y coma.
    - Analítica: leucocitosis y gran aumento de la creatina-fosfocinasa (CPK).
- Es un trastorno grave con una mortalidad que puede llegar al 15-20 % (lo más frecuente es el fallo renal agudo por aumento de la CPK). En ocasiones puede quedar de manera residual parkinsonismo ya que el cerebelo es especialmente sensible a la elevada temperatura (MIR 2013-2014, P172).
- Tratamiento:
  - Suspensión de los fármacos antipsicóticos.
  - Ingreso en UVI con medidas de soporte vital.
  - Uso de material antitérmico para lograr descender la temperatura corporal.
  - Sueroterapia.
  - Medicación específica: bromocriptina (agonista dopaminérgico) y dantroleno (relajante muscular).

Interacciones

En pacientes fumadores que mantienen pauta con fármacos antipsicóticos es de esperar que los niveles en sangre de antipsicóticos se reduzcan, ya que el tabaco induce la enzima CYP1A2 reduciendo niveles en sangre de estos fármacos. Es por ello que estos pacientes, precisan mayores dosis para obtener los mismos efectos (MIR 2019-2020, P090).

Es frecuente que pacientes que siguen pauta con fármacos antipsicóticos presenten sintomatología comórbida que precise otro tipo de fármacos. Deberemos tener en cuenta que pacientes en tratamiento con antipsicóticos que además tomen antidepresivos pueden generar por la interacción niveles superiores de antipsicóticos en sangre. Esto se traduce en que es posible la necesidad de pautar dosis menores de fármacos antipsicóticos en pacientes que además estén en tratamiento con antidepresivos.

5.2. Otros tratamientos

Otras alternativas terapéuticas son:

- **TEC (terapia electroconvulsiva)**: está indicada en casos de:
  - Síndrome catatónico.
  - Depresión grave con síntomas psicóticos y riesgo de suicidio.
  - Sintomatología resistente a fármacos antipsicóticos (una vez corroborado un correcto cumplimiento).
- **Ingreso hospitalario**: se procederá al ingreso en los siguientes casos:
  - Para establecer un diagnóstico en paciente con síntomas psicóticos.
  - Para ajustes de tratamiento.
  - En alteraciones conductuales graves.
  - En ideación suicida u homicida.
- **Intervenciones psicosociales y psicoterapia**: en la esquizofrenia los antipsicóticos son el principal elemento terapéutico. Las intervenciones psicosociales y los tratamientos psicoterapéuticos pueden contribuir a intensificar la mejoría en estos pacientes, siendo de elección un tratamiento combinado.

Puntos clave

- La esquizofrenia se presenta en el 1 % de la población, sin variación entre sexos, razas o culturas.
- El principal factor de riesgo para padecer esquizofrenia es tener un familiar de primer grado con ella.
- La esquizofrenia se relaciona con la dopamina, por lo que los tratamientos farmacológicos son antagonistas de receptores dopaminérgicos sobre todo actualmente los atípicos (menos efectos secundarios y más efectivos en síntomas negativos).
- Los efectos secundarios más frecuentes son los síntomas extrapiramidales (también con antidepresivos y litio) como distonías, parkinsonismo, acatisia y a largo plazo discinesias tardías. El efecto adverso más grave es el síndrome neuroléptico maligno (hipertermia, rigidez, síntomas confusionales y disregulación vegetativa), que precisa ingreso en UCI y tratamiento con bromocriptina y dantroleno.

5 Trastornos mentales orgánicos

Orientación MIR

Es un tema que se puede solapar con neurología. Habrá que centrarse en el diagnóstico y el manejo de un síndrome confusional. Será muy importante el diagnóstico diferencial entre la demencia y la pseudodemencia (Vídeo 5-1).

1. Síndrome confusional agudo (delírium)

(MIR 2012-2013, P167; MIR 2011-2012, P157; MIR 2009-2010, P066; MIR 2007-2008, P164; MIR 2006-2007, P164; MIR 2017-2018, P183; MIR 2018-2019, P189; MIR 2022-2023, P153).

Definición. Síndrome de inicio agudo y de curso fluctuante en el que existe una alteración de la conciencia y un deterioro de las funciones cognitivas (memoria, atención, orientación, etc.).

Epidemiología. Ocurre con mucha frecuencia en pacientes hospitalizados (del 10 % al 30 % de los pacientes hospitalizados por causas médicas).

Etiología. Es multifactorial. Las causas más frecuentes se pueden dividir en categorías para facilitar la comprensión Tabla 5-1.

Clínica. Las manifestaciones principales son:

- ✔ Alteración de la atención (capacidad reducida para dirigir, centrar, mantener o desviar la atención) y de la conciencia (orientación reducida al entorno).
- ✔ Alteración cognitiva adicional (desorientación, déficit de memoria, lenguaje y percepción).
- ✔ Empeoramiento nocturno incluso con cuadros de agitación y desorientación, e hipersomnia diurna (se invierte el ciclo vigilia-sueño).
- ✔ Puede añadirse pensamiento incoherente, delirante y alteraciones de la sensopercepción con alucinaciones visuales.

Tabla 5-1. Etiología del síndrome confusional

Patologías médicas	Infecciones Enfermedades sistémicas Epilepsia Neoplasias Traumatismo craneoencefálico Accidente cerebrovascular
Fármacos	Esteroides Benzodiacepinas Insulina Opiáceos Neurolépticos Antiparkinsonianos, antihistamínicos, anticolinérgicos
Intoxicación o abstinencia de sustancias	Cocaína Opiáceos Feniciclina Intoxicación por monóxido de carbono
Otras	Privación de sueño Estado posquirúrgico Déficits vitamínicos Síndromes febriles

Existen **dos cuadros clínicos:**

- ✔ **Forma hiperactiva:** en la que el paciente presenta agitación psicomotriz (es la más frecuente).
- ✔ **Forma hipoactiva:** en la que lo que domina es la inhibición psicomotriz con tendencia a la somnolencia.

Evolución. Cuadro de inicio brusco (horas o días), curso fluctuante (los síntomas fluctúan a lo largo del día intercalando períodos de lucidez con otros de confusión). El pronóstico dependerá fundamentalmente de la causa que lo genere.

Diagnóstico. Debe ser clínico. Una vez presentado el cuadro sintomático, se debe explorar la causa que lo ha generado para enfocar el manejo del paciente.

Tratamiento (MIR 2003-2004, P163):

- ✔ **Causal:** tratar la patología que ha desencadenado el cuadro.
- ✔ **Sintomático:**
  - **Farmacológico:** haloperidol en gotas o vía parental. Se deben evitar las benzodiacepinas y medicaciones de perfil sedante porque empeoran el cuadro (MIR 2008-2009, P137). La dexmedetomidina es un agonista alfa-2 que ha mostrado eficacia para el tratamiento sintomático o prevención del delírium en pacientes en cuidados intensivos (MIR 2023-2024, P096).
  - **No farmacológico:** facilitar al paciente la orientación temporoespacial y la descripción de su entorno (quién lo acompaña, motivo por el que se encuentra ingresado, etc.). Se evitará la sobreestimulación sensorial, pero también la ausencia de la misma. Si existe agitación psicomotriz, además de la pauta farmacológica se debe proceder a la contención mecánica del paciente, intentando que ésta se precise el menor tiempo posible para favorecer la resolución del cuadro (MIR 2011-2012, P128).

2. Demencia. Diagnóstico diferencial entre demencia y pseudodemencia depresiva

Lo más importante en este tema es saber diferenciar un cuadro de demencia de un cuadro depresivo.

La **demencia** es el deterioro progresivo de las funciones ejecutivas, resultando en un deterioro significativo de la función social u ocupacional, lo que provoca un declive importante con respecto al nivel funcional previo. No existe alteración de la conciencia (para diferenciarlo de un cuadro de delírium) (MIR 2004-2005, P255).

En la (Tabla 5-2) se exponen los criterios diagnósticos de enfermedad de Alzheimer (tipo de demencia más frecuente).

En los cuadros de demencia pueden darse síntomas psiquiátricos durante la evolución de la enfermedad. Los más frecuentes suelen ser los síntomas depresivos y de ansiedad, mientras que las alteraciones comportamentales, cuadros de agitación, insomnio, etc. son más habituales en las etapas más tardías.

Existen dos cuadros de demencia en los que son característicos los síntomas psiquiátricos acompañantes y que deberán tenerse en cuenta para el diagnóstico:

- ✔ **Demencia por cuerpos de Lewy difusos:** aparecen alucinaciones visuales y alteraciones del sueño. Además, esta demencia se acompaña de síntomas parkinsonianos con mala respuesta a la levodopa. Tienen asimismo muy mala tolerancia a los fármacos antipsicóticos, produciéndose un empeoramiento clínico significativo cuando se les administran.
- ✔ **Demencia frontotemporal o enfermedad de Pick:** aparecen alteraciones de la personalidad, asociando conductas desinhibitorias y con frecuencia un afecto irritable o expansivo. Estos síntomas provocan dificultades en la relación social y familiar y en el propio manejo del paciente. En etapas más avanzadas aparecen apatía y abulia.

La **pseudodemencia depresiva** es un cuadro depresivo que asocia alteraciones cognitivas, por lo que puede ser complicada su diferenciación de un cuadro de demencia. El diagnóstico diferencial debe basarse en las exploraciones complementarias y en la sintomatología acompañante. En la Tabla 5-3 se muestran las características más significativas para realizar el diagnóstico diferencial entre demencia y pseudodemencia depresiva (MIR 2014-2015, P155).

Tabla 5-2. Criterios diagnósticos de la enfermedad de Alzheimer (demencia tipo cortical)

El diagnóstico de enfermerdad de Alzheimer requiere de múltiples déficits cognitivos que incluyen:

1. Alteración de la memoria (imprescindible) (MIR 2020-2021, P090) y
2. Uno o más de los siguientes:
   - ✔ Afasia
   - ✔ Apraxia
   - ✔ Agnosia
   - ✔ Alteración en funciones ejecutivas

La alteración cognitiva:

- ✔ Debe tener suficiente gravedad para causar un deterioro significativo de la actividad personal, social o laboral
- ✔ Debe presentar un déficit respecto al nivel previo cognitivo-funcional de la persona
- ✔ No debe estar causada por otro trastorno distinto de la demencia («delírium», enfermedad psiquiátrica, procesos focales cerebrales u otros)

Gil Néciga E. Diagnóstico diferencial de la demencia. Enfermedad de Alzheimer y otras demencias. Alberca Serrano R, López-Pousa S. ©2011 Editorial Médica Panamericana.

3. Síntomas neuropsiquiátricos en demencia

En su mayoría las personas con demencia experimentan al menos un síntoma comportamental conocido como "*Behavioural and psychological symptoms of dementia*". La etiología de estos síntomas es multifactorial y podríamos clasificarlos de la siguiente manera:

- ✔ Psicosis y alteración del comportamiento: alucinaciones, irritabilidad, agitación, ansiedad
- ✔ Estado de ánimo: apatía, depresión, euforia
- ✔ Alteraciones de los ritmos cronobiológicos: alteración del apetito, sueño...
- ✔ Síntomas psicomotores

Estos síntomas frecuentemente se solapan y su curso en las demencias es fluctuante dando lugar a estrés y labilidad emocional.

Para el tratamiento de estos síntomas contaremos:

1. Tratamiento no farmacológico: utilizar un discurso con tono adecuado, mantener contacto visual, evitar hiperestimulación en el paciente, fomentar actividades placenteras (leer, música, caminar...), establecer rutinas y fomentar terapias de estimulación sensorial.
2. Tratamiento farmacológico: El único fármaco con indicación para el tratamiento de alteraciones comportamentales en demencia es la Risperidona (MIR 2019-2020, P084). Sin embargo es frecuente el uso de otros antipsicóticos atípicos para el tratamiento de alucinaciones, delirios como son el aripiprazol, olanzapina y quetiapina. También se utilizan estos fármacos en agresividad, agitación, ansiedad, alteraciones conductuales y depresión delirante. Para las alteraciones del ánimo, ansiedad se podrán utilizar fármacos antidepresivos, siendo la Sertralina (Inhibidor de la recaptación de serotonina), el fármaco mejor tolerado en pacientes con polifarmacia y pluripatología. En pacientes con pérdida de apetito podremos pautar Mirtazapina, antidepresivo que puede tener un efecto de aumento de apetito y que con frecuencia se utiliza en pacientes oncológicos o con patologías anorexígenas.

En relación al tratamiento farmacológico será de suma importancia valorar riesgo beneficio al pautarlo. Los fármacos que sean finalmente pautados deberán ponerse en dosis bajas y que sean eficaces, el tiempo que sea preciso (no mantenerlos de manera crónica) y monitorizar de forma estrecha los efectos secundarios.

Tabla 5-3. Diagnóstico diferencial entre demencia y pseudodemencia depresiva

	Demencia	Pseudodemencia depresiva
Antecedentes	Raramente hay antecedentes psiquiátricos	Frecuentes antecedentes psiquiátricos
Evolución clínica	Búsqueda tardía de asistencia médica Progresión lenta de los síntomas	Búsqueda precoz de asistencia médica Progresión rápida de los síntomas
Manifestaciones clínicas	No suelen quejarse de deterioro Ocultan los déficits Luchan por ejecutar tareas y se enorgullecen de los logros aunque sean triviales Aparentan despreocupación Labilidad y superficialidad emocional Conducta congruente con la gravedad de la disfunción cognitiva Habilidades sociales frecuentemente conservadas	Quejas habituales de deterioro Exageran los déficits Se esfuerzan poco por ejecutar tareas Transmiten un fuerte sentimiento de malestar y angustia Conducta incongruente con la gravedad de la disfunción cognitiva Pérdida de habilidades sociales, con frecuencia temprana y destacada
Manifestaciones clínicas relacionadas con alteraciones de memoria, cognitivas e intelectuales	Mejor preservación de la atención Frecuentes respuestas: «Por poco» Pérdida de memoria más grave para los acontecimientos recientes Pueden presentar cuadros de afasia, apraxia y agnosia	Prestan menos atención ya que no les importa Es frecuente la respuesta: «No lo sé» Pérdida de memoria para acontecimientos recientes y pasados Ausencia de apraxia, afasia y agnosia

Puntos clave

- ✔ El síndrome confusional agudo o delírium es un cuadro médico de origen orgánico que ocurre frecuentemente en los pacientes ingresados por cuadros médicos graves, especialmente en ancianos, y que cursa con déficits de orientación y otras áreas cognitivas, inversión del ciclo vigilia-sueño, delirios y alucinaciones, pudiendo llegar a tener verdaderos cuadros de agitación.
- ✔ El manejo del delírium se basa en tratar la causa de la enfermedad que lo está produciendo, y de manera sintomática se utilizará haloperidol.
- ✔ Los cuadros depresivos en ancianos en ocasiones cursan con alteraciones cognitivas importantes, denominándose pseudodemencia depresiva. No se deben confundir con cuadros de demencia, donde las alteraciones cognitivas responden a un patrón neurodegenerativo.

6 Trastornos relacionados con sustancias y trastornos adictivos

Orientación MIR

Es importante conocer las definiciones en este capítulo. Son también importantes los cuadros de intoxicación y abstinencia de las principales sustancias (alcohol, cocaína, opiáceos), así como dominar sus pautas de tratamiento.

1. Introducción: definiciones

(MIR 2003-2004, P157)

Intoxicación. Síndrome reversible que se caracteriza por la aparición de cambios psicológicos o comportamentales desadaptativos y fisiológicos.

Trastorno por consumo de sustancias (antes denominado «dependencia»). En la nueva clasificación DSM-5 desaparece la denominación «adicción o dependencia». En su lugar aparece el «trastorno por consumo de sustancias». Se especifica la gravedad actual (leve, moderado y grave) y si el paciente está en remisión inicial o continuada.

El trastorno por consumo de sustancias se clasifica como:

- **Consumo prolongado** (de al menos 12 meses) de una sustancia que provoca un deterioro o malestar clínicamente significativo, y que se manifiesta por al menos dos de los siguientes:
  - Se consumen elevadas cantidades o durante un tiempo más prolongado del previsto.
  - Existe deseo persistente o esfuerzos fracasados de abandonar o controlar el consumo.
  - Se invierte mucho tiempo en obtener la sustancia, consumirla y recuperarse de sus efectos.
  - Consumo recurrente que lleva al incumplimiento de deberes laborales, académicos o familiares.
  - Mantenimiento del consumo de la sustancia a pesar de sufrir problemas interpersonales o sociales, provocados o exacerbados por su consumo.
  - El consumo de la sustancia lleva al abandono o a la reducción de actividades sociales, profesionales o de ocio.
  - Consumo recurrente de la sustancia a pesar de conllevar un riesgo físico.
  - **Tolerancia**: se precisan cada vez dosis mayores para conseguir los efectos deseados o de intoxicación. O también la evidencia de un efecto reducido de la sustancia tras un consumo continuado de la misma cantidad.
  - **Abstinencia**: aparición de síntomas físicos o psíquicos al dejar de consumir la sustancia, lo que lleva a retomar el consumo para aliviarse. La interrupción del consumo de una sustancia puede producir:
    - Síntomas físicos, dando lugar a una dependencia física (esto ocurre más marcadamente con el alcohol, los opiáceos y las benzodiacepinas).
    - Síntomas psíquicos, dando lugar a una dependencia psíquica en forma de gran ansiedad y deseo intenso de consumo: *craving* (ocurre fundamentalmente con la cocaína, las anfetaminas, el tabaco y el cannabis).
- **Consumo perjudicial o abuso**: patrón desadaptativo de consumo que no llega a cumplir criterios diagnósticos de dependencia. (En el DSM-5 no desaparece esta denominación, integrándose el diagnóstico en el trastorno por consumo de sustancias).

A través de la Fig. 6-1 se puede realizar el diagnóstico diferencial de los principales cuadros clínicos relacionados con el consumo de sustancias.

2. Alcohol etílico (etanol)

El alcohol es la droga de abuso que más se consume a nivel mundial después de la nicotina. Europa es la región del mundo donde más alcohol se consume. En España, el alcohol es la droga más consumida (después de la nicotina) y la socialmente más aceptada.

El consumo en atracón (*binge drinking*) consiste en tomar cinco o más bebidas etílicas en hombres o cuatro o más en mujeres en un intervalo de 2 horas. Esta forma de consumo es claramente perjudicial y está aumentando entre los más jóvenes.

La tendencia en nuestro país es hacia el policonsumo (consumo simultáneo de varias drogas), estando el alcohol presente en el 90% de las mismas.

Se considera **consumo excesivo de alcohol** el consumir más de 40g/día en varones y más de 20 g/día en mujeres; o consumir más de 60 g en menos de 24 horas una o dos veces al mes. Los gramos de alcohol se calculan mediante la fórmula que aparece en la Tabla 6-1.

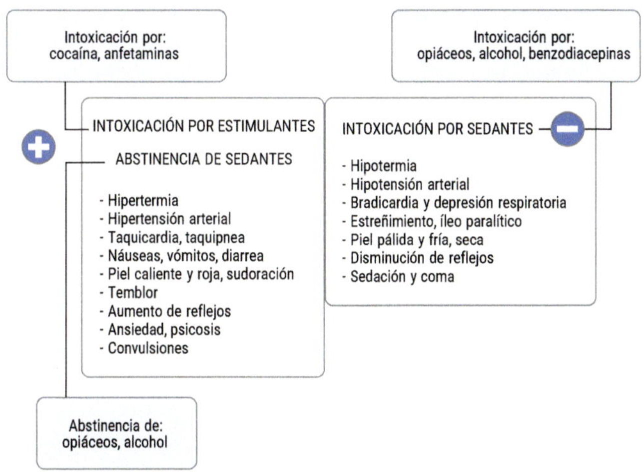

Fig. 6-1 | Principales cuadros clínicos relacionados con el consumo de sustancias.

Tabla 6-1. Gramos de alcohol por bebida

Gramos de alcohol= [volumen[a] (mL) x graduación[b] x 0,8[c]]/100

Ejemplo: 330 mL de cerveza con una graduación de 5,4 %
Gramos de alcohol: (330 x 5,4 x 0,8)/100= 14,3 g

[a] De la bebida ingerida, no de alcohol puro
[b] Medida en % de volumen de alcohol en el total de volumen
[c] Densidad del etanol

Farmacocinética. El alcohol se absorbe bien por vía oral (aumenta la absorción con bebidas carbonatadas o con la ausencia de alimento), alcanzando buenos volúmenes de distribución (traspasa la barrera hematoencefálica y fetoplacentaria: síndrome alcohólico fetal). La eliminación es fundamentalmente hepática, siendo la enzima alcohol-deshidrogenasa (ADH) la principal vía de metabolización (en las mujeres y en asiáticos y americanos existe una menor expresión de esta enzima, por lo que son menos capaces de procesar el alcohol).

Farmacodinámica. Acción depresora del sistema nervioso central (SNC). Potencia la acción de otros depresores (benzodiacepinas, antidepresivos, antipsicóticos). Provoca una disminución del sueño REM y sueño profundo, con despertares frecuentes.

2.1. Etiología

Es multifactorial:

- **Factores genéticos:** existe un riesgo cuatro veces mayor en familiares de primer grado. Los hijos de alcohólicos resisten mejor los efectos de la intoxicación.
- **Factores sociales:** droga socialmente aceptada. El estrés y los eventos vitales estresantes son importantes factores desencadenantes para el consumo.
- **Factores de personalidad y otras patologías mentales:** personalidades evitativas, trastorno antisocial de la personalidad, trastornos depresivos y de ansiedad.

2.2. Tipos de alcoholismo

El alcoholismo puede ser primario o secundario.

- **Primario:** aparece sin trastorno psiquiátrico acompañante, es el tipo más frecuente y presenta mayor prevalencia en varones. Existen dos patrones:

CASO 1

Varón de mediana edad, de procedencia española, sin antecedentes de patología mental, que consume alcohol de manera diaria llegando a tolerar grandes cantidades. Raramente se emborracha, pero sí cumple criterios de dependencia.

Juicio clínico: Alcoholismo primario en forma de patrón excesivo regular.

CASO 2

Varón de origen irlandés que presenta consumos semanales de alcohol y en grandes cantidades, llegando en la mayor parte de las veces a estados de embriaguez. Presenta elevada impulsividad.

Juicio clínico: Alcoholismo primario en forma de patrón excesivo irregular.

- **Secundario:** como consecuencia de una enfermedad psiquiátrica, es menos prevalente y más frecuente en mujeres.

CASO 3

Mujer de 50 años, diagnosticada de depresión desde hace 5 años, en tratamiento desde entonces. Coincidiendo con varios acontecimientos vitales estresantes empeora de ánimo y comienza a consumir alcohol en soledad con fines ansiolíticos.

Juicio clínico: Alcoholismo secundario.

2.3. Síndromes clínicos por consumo de alcohol

2.3.1. Intoxicación aguda

Definición. Consumo de gran cantidad de alcohol con repercusión física y mental, cursa con fases en función de la gravedad y puede llegar a ser potencialmente letal.

Clínica. En las primeras fases se produce desinhibición, euforia, disartria, aumento de la diuresis (por la inhibición de ADH) y efecto vasodilatador. Según evoluciona el cuadro, se produce una mayor tendencia a la somnolencia y una disminución más marcada de los reflejos (depresor del SNC). Si la intoxicación es extrema puede existir depresión respiratoria, coma etílico y muerte.

Existe un tipo de intoxicación llamada «idiosincrásica» que consiste en la aparición de alteraciones graves de la conducta tras haber ingerido pequeñas cantidades de alcohol (es rara si no existe lesión previa en el SNC).

En la Tabla 6-2 se muestra la relación entre la alcoholemia y sus efectos clínicos.

En los pacientes con un trastorno por consumo de alcohol se encuentran los siguientes parámetros:

- Aumento del volumen corpuscular medio (VCM) y de la enzima γ-glutamiltranspeptidasa (GGT).
- En hepatopatías agudas: aumento de las transaminasas glutámico-oxalacética (GOT) y glutámico-pirúvica (GPT), de manera que el cociente GOT/GPT es mayor a 2.
- En pacientes con alcoholismo crónico el aumento de la transferrina deficiente de carbohidratos (CDT) será el marcador más sensible, específico y rápido (2 semanas).

Complicaciones. Cuadros de hipotermia e hipoglucemia, accidentes en forma de caídas, fracturas, hematomas subdurales, broncoaspiración por vómito.

La amnesia lacunar consiste en no recordar el episodio de borrachera y ocurre generalmente en adolescentes y en alcohólicos crónicos.

Tratamiento. Es sintomático a través de asegurar la respiración (soporte ventilatorio si hay una disminución importante del nivel de consciencia), vitaminoterapia (tiamina), hidratación (suero glucosado intravenoso) y medidas de soporte para evitar la hipotermia y complicaciones. Si existe una marcada agitación psicomotriz será necesario administrar benzodiacepinas (diazepam) y/o antipsicóticos.

Tabla 6-2. Relación entre alcoholemia y efectos clínicos

Gramos de alcohol/litro	Fases o períodos
0,3-0,4 g/L	Euforia, excitabilidad, disminución de atención
0,5 g/L	**Límite legal para la conducción** (conductores noveles 0,3 g/L)
0,5-1 g/L	Incoordinación motora, alteración del juicio
1-3 g/L	Disartria. Síntomas vegetativos (náuseas, vómitos, hipotensión, sudoración)
>3-4 g/L	Depresión respiratoria, coma, muerte

2.3.2. Síndrome de abstinencia

Aparece en personas con dependencia al alcohol que cesan o disminuyen su ingesta. Se inicia entre las 4 y 12 horas tras la última toma y alcanza su máximo a los 2-3 días.

Fases. En la Fig. 6-2 se muestran las fases del síndrome de abstinencia del alcohol. Dentro de ellas, la fase de ***delirium tremens*** representa el 5 % de las abstinencias de alcohol, presenta un 10-20 % de mortalidad sin no se pauta tratamiento y sus manifestaciones clínicas incluyen síntomas adrenérgicos muy intensos, síndrome confusional, agitación y riesgo de convulsiones, ideas delirantes de tipo ocupacional (la persona reproduce su ocupación habitual) y alucinaciones visuales de tipo microzoopsias, que pueden desencadenarse por privación sensorial.

Tratamiento (MIR 2021-2022, P093). Durará aproximadamente 2 semanas y es esencial el tratamiento farmacológico porque busca controlar los síntomas físicos (temblor, insomnio, náuseas, vómitos, etc.). Varía en función de si se trata de formas leves o graves del síndrome de abstinencia:

- **Formas leves:** el tratamiento se realizará de manera ambulatoria con benzodiacepinas (son de elección las de vida media larga: diazepam y clorazepato) o el clometiazol (fármaco sedante que aumenta la sensibilidad neuronal al GABA). Pueden utilizarse fármacos como la tiaprida (antipsicótico poco incisivo y que no cubre si hay riesgo de convulsiones). Si existe afectación hepática, serán de elección el lorazepam (benzodiacepina de vida media corta).

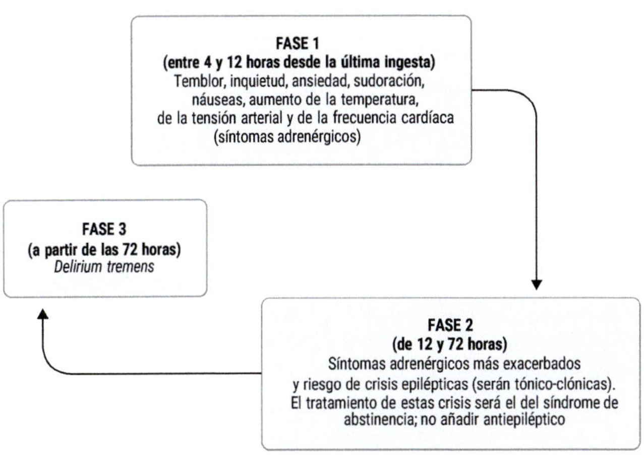

Fig. 6-2 | Fases del síndrome de abstinencia del alcohol.

- **Formas graves** (*delirium tremens*): requiere ingreso hospitalario (control de constantes, hidratación, vitaminoterapia y sedantes, todo ello por vía intravenosa).

2.3.3. Trastorno por consumo de alcohol

Criterios clínicos. Son los mismos que los explicados en el apartado de trastornos por consumo de sustancias.

Tratamiento. Consta de una primera fase de desintoxicación y una segunda de deshabituación:

- **Desintoxicación:**
  - Duración: 1 semana.
  - A través del tratamiento del síndrome de abstinencia (**farmacológico**).
- **Deshabituación:**
  - Duración: 6 meses a 1 año.
  - Terapias psicosociales como tratamiento principal.
  - Apoyo farmacológico:
    - Fármacos aversivos: disulfiram y cianamida. Actúan inhibiendo la enzima aldehído-deshidrogenasa y exacerban el efecto tóxico del alcohol produciendo síntomas de enrojecimiento, palpitaciones, hipotensión, náuseas, ansiedad, de manera que el paciente se desmotiva de cara a nuevos consumos (MIR 2012-2013, P171; MIR 2011-2012, P234). Deben administrarse habiendo transcurrido 3 días desde la última ingesta de alcohol. Están contraindicados en embarazadas o en pacientes con patologías graves.
    - Fármacos anti-*craving* y anti-*priming*:
      - Naltrexona (antagonista opioide): actúa bloqueando la sensación placentera de beber alcohol y disminuye el efecto *priming*, evitando que un pequeño consumo dispare una ingesta de alcohol en pacientes con consumo elevado (MIR 2006-2007, P162).
      - Nalmefeno (antagonista opioide): tiene la misma acción que la naltrexona pero con menor hepatotoxicidad.
      - Acamprosato (análogo de GABA): disminuye el deseo de consumo y ayuda a mantener la abstinencia (MIR 2023-2024, P048).

Craving: deseo y necesidad irresistible de consumir una sustancia adictiva y falta de control sobre el consumo.
Priming: deseo de continuar consumiendo tras haber tomado una dosis pequeña de una sustancia adictiva (disparador)

El nalmefeno es un fármaco nuevo para el trastorno por consumo de alcohol y por tanto susceptible de ser preguntado.

2.4. Patologías asociadas al consumo crónico de alcohol

Pueden ser de diversos tipos:

- **Neuropsiquiátricas:** el alcohol incide de manera tóxica sobre el SNC. El déficit de vitamina B1, debido a malabsorción o déficits nutricionales, produce un efecto neurotóxico que puede generar una encefalopatía:

- **Síndrome de Wernicke:** trastorno neurológico agudo caracterizado por ataxia (afecta básicamente a la marcha), alteración ocular (nistagmo horizontal) y síndrome confusional. Causado por déficit de vitamina B1 (tiamina), por malabsorción y déficits nutricionales. Mejora o remite si se trata con vitamina B1.
- **Psicosis de Korsakoff:** trastorno amnésico de curso crónico causado por la complicación del síndrome de Wernicke no tratado. También puede ser producido por causas externas al alcohol como tumores, ictus, etc. Se manifiesta como una alteración de la memoria reciente (de fijación o anterógrada), quedando respetada la memoria remota e inmediata. Puede asociarse confabulación (invención de historias para rellenar espacios mnésicos vacíos). Se trata con vitamina B1 a dosis altas durante un tiempo prolongado, pero sólo un 25 % de los pacientes se recuperan totalmente.
- **Demencia alcohólica:** la más frecuente de las demencias cuya causa es una sustancia tóxica. No es reversible. La encefalopatía de Korsakoff evoluciona en un 50% a demencia.
- **Convulsiones:** las más frecuentes son de tipo tónico-clónicas y su origen es la deprivación alcohólica (abstinencia). Se tratan con benzodiacepinas. Los suplementos de magnesio pueden prevenirlas.
- **Otras:** polineuropatía mixta (motora y sensitiva) de predominio distal (temblor distal), degeneración cerebelosa, mielinólisis central pontina y enfermedad de Marchiafava-Bignami.
- **Trastornos psicóticos:**
  - Alucinosis alcohólica: alucinaciones auditivas muy angustiantes y visuales, con nivel de consciencia normal, causadas tanto por intoxicación como por abstinencia de alcohol.
  - Celotipia: delirio centrado en la idea de infidelidad (aunque es típico en alcohólicos, el alcohol no es la causa) (MIR 2015-2016, P219).
  - Suicidio: el alcoholismo es un factor de riesgo para la conducta suicida.

- **Digestivas:**
  - Esofagitis por reflujo, síndrome de Mallory-Weiss (por vómitos), varices esofágicas por hipertensión portal.
  - Gastritis aguda erosiva (primera causa de hemorragia digestiva en alcohólicos), gastritis crónica atrófica.
  - Diarrea y síndrome de malabsorción (hipovitaminosis de grupo B).
  - Pancreatitis aguda y crónica.
  - Esteatosis hepática (es la alteración hepática más frecuente).
  - Hepatitis aguda (muy frecuente), cociente GOT/GPT mayor de 2. De gravedad variable, puede ser fulminante.
  - Cirrosis: presente en el 20 % de los alcohólicos (intensa relación entre consumo de alcohol y cirrosis).
  - Encefalopatía portocava: es la causa más frecuente de síndrome confusional en alcohólicos y en la exploración se hallará *flapping* o temblor hepático.

- **Hematológicas:**
  - Anemia con aumento del VCM.
  - Neutropenia.
  - Trombocitopenia.

- **Endocrinológicas y urogenitales:**
  - Hipofunción tiroidea.
  - Hipercortisolemia.
  - Atrofia testicular y amenorrea.

- **Cardiovasculares:**
  - Miocardiopatía dilatada.
  - Hipertensión arterial (HTA).
  - Taquiarritmias paroxísticas de tipo «corazón de fiesta» (como por ejemplo la fibrilación auricular).
  - Accidente cerebrovascular.

- **Oncológicas:**
  - Cáncer de boca, faringe, esófago, estómago, hígado, colon, recto y mama.

- **Osteomusculares:**
  - Miopatía aguda (la más frecuente).
  - Osteoporosis por malabsorción (es la causa más frecuente de osteoporosis en hombres).

- **Metabólicas:**
  - Hipoglucemia.
  - Cetoacidosis.
  - Hiperlipidemia.

> El alcohol es la primera causa de cirrosis, pancreatitis crónica y miocardiopatía dilatada. La esperanza de vida se ve reducida hasta 10-15 años en personas con consumo crónico. Las causas de muerte son complicaciones físicas y suicidio.

3. Opiáceos

Los opiáceos son un grupo de sustancias obtenidas a partir de la planta del opio (adormidera), que actúan sobre receptores opioides y producen una acción depresora del SNC. Según su origen se clasifican en naturales, sintéticos o semisintéticos.

Son tres los subtipos más importantes: μ, δ y κ. Los opiáceos exógenos, habitualmente utilizados como analgésicos (morfina o codeína) o los empleados como drogas de abuso (heroína), actúan fundamentalmente sobre el receptor μ, produciendo efectos sobre el SNC e intestino, con función agonista de receptores opioides (analgesia, somnolencia, depresión respiratoria, estreñimiento, náuseas, vómitos, etc.).

Desde finales de 1992 se produjo una reducción progresiva de nuevos consumidores de heroína, así como un cambio en las vías de administración y una disminución de la morbimortalidad asociada, y apareció un auge en el consumo de otras drogas como la cocaína.

3.1. Usos médicos de los opiáceos

Los opiáceos tienen diferentes usos médicos:

- ✔ **Analgesia:** eficaces en dolores intensos y agudos y en pacientes con dolor crónico ya que no tienen techo analgésico (se emplean preparados de morfina de liberación sostenida como el fentanilo transdérmico). En el edema agudo de pulmón se usa la morfina. No se usarán opiáceos en los cólicos biliares porque contraen el esfínter de Oddi. Se ha producido tanto en España como en el resto de Europa un incremento exponencial en la prescripción de analgésicos opioides, sobre todo para el tratamiento del dolor crónico no oncológico, generando mayor riesgo de adicción y sobredosis (en este último sobre todo cuando se asocia a benzodiacepinas, alcohol u otros fármacos ansiolíticos). En 2015 el Ministerio de Sanidad publicó una guía de prácticas seguras en el uso de opioides en el dolor crónico.
- ✔ **Anestesia intravenosa:** fentanilo y derivados. En los partos se emplea meperidina parenteral ya que no reduce la motilidad uterina.
- ✔ **Antidiarreicos:** loperamida, difenoxilato.
- ✔ **Antitusígenos:** codeína, dextropropoxifeno.

3.2. Clasificación

En la Tabla 6-3 se recoge la clasificación de los distintos opiáceos en función de su **mecanismo de acción**.

Tabla 6-3. Clasificación de los opiáceos en función de su mecanismo de acción

Agonistas puros **Reproducen efectos naturales y de intoxicación**
Mayores: ✔ Heroína ✔ Metadona ✔ Fentanilo ✔ Meperidina (o petidina) ✔ Oxicodona Menores: ✔ Codeína ✔ Propoxifeno ✔ Tramadol ✔ Loperamida ✔ Difenoxilato
Agonistas parciales **Ocupan el receptor produciendo efectos analgésicos pero no de intoxicación**
✔ Buprenorfina
Agonistas/Antagonistas **Se comportan como uno u otro en función de la dosis**
✔ Pentazocina ✔ Nalorfina
Antagonistas puros **Bloquean el receptor desplazando a los agonistas y anulando la acción de éstos**
✔ Naloxona (se usa en intoxicaciones agudas y coma) ✔ Naltrexona (se usa en deshabituación)

3.3. Síndromes clínicos por consumo de opiáceos

Se abordan a continuación los diferentes síndromes clínicos que pueden causar los opiáceos.

3.3.1. Intoxicación aguda, sobredosis

Causas. Consumo reciente de opiáceo (a veces puede ser de manera accidental por tener la droga mayor pureza de la esperado).

Clínica. Miosis (o midriasis por anoxia en la intoxicación grave) Fig. 6-3, depresión respiratoria, disminución del nivel de consciencia (somnolencia, inatención, lenguaje farfullante, hasta coma), hipotermia, bradicardia, hipotensión e incluso parada cardiorrespiratoria (MIR 2008-2009, P166).

> ★ **La clínica de la intoxicación aguda de opiáceos es depresora** (MIR 2005-2006, P222).

Tratamiento. Urgencia médica en la que lo primero será asegurar la vía aérea y mantener las constantes, y, cuando se pueda, administrar naloxona intravenosa (antagonista puro de vida media corta) (MIR 2008-2009, P253; MIR 2007-2008, P138). Es importante saber que si el paciente no responde de la manera esperada puede ser porque ha consumido buprenorfina, pentazocina o propoxifeno (opiáceos que responden mal a la naloxona). También es esencial controlar la dosis de Naloxona y sus efectos clínicos para no provocar un síndrome de abstinencia, que conllevaría un cuadro clínico excitatorio.

3.3.2. Síndrome de abstinencia

Causas. Reducción o abandono del consumo, o por la administración de sustancias antagonistas después de un período de consumo.

Clínica (MIR 2023-2024, P087). Midriasis (Fig. 6-4), insomnio, ansiedad, náuseas, vómitos, diarrea, fiebre, dolores musculares, lagrimeo o rinorrea, piloerección, sudoración, bostezos, humor disfórico (irritable). Asocia un deseo intenso de consumir. La intensidad de la clínica variará en función de la dosis, tiempo de consumo y vida media del opiáceo. A menor vida media, antes

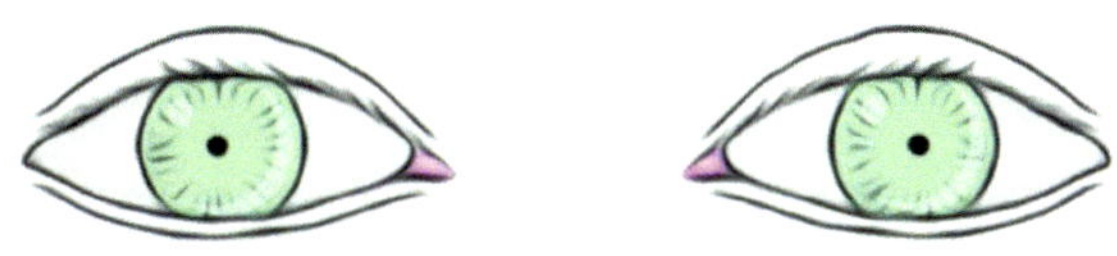

Fig. 6-3 | Miosis.

comienza la abstinencia y menos tiempo dura. El síndrome de abstinencia de la petidina es el de más rápida aparición (a las pocas horas), seguido del de la heroína (a las 8 horas), metadona (a las 48 horas) y buprenorfina (hasta dos semanas). Por ello se utilizarán la metadona y la buprenorfina para tratar la dependencia a opiáceos.

Tratamiento. Puede ser sustitutivo o sintomático:

- **Sustitutivo:** dar otro opiáceo, siendo el más usado la metadona por vía oral por su vida media larga, para retirarlo de manera progresiva y controlada. En determinadas regiones se utiliza la heroína (cuando no hay disponibilidad de metadona).
- **Sintomático:** se empleará la clonidina (α_2-agonista, reduce actividad simpática); se pueden añadir analgésicos no opiáceos, ansiolíticos y antieméticos.

Si la abstinencia es leve se realizará de manera ambulatoria y si es grave en régimen hospitalario.

3.3.3. Trastorno por consumo de opiáceos

Criterios clínicos. Deberá cumplir los criterios ya explicados en el apartado de trastorno por consumo de sustancias.

Tratamiento. Para la realización de un tratamiento de desintoxicación y deshabituación el paciente debe estar motivado para dejar la sustancia. Debe realizarse de manera programada (no en urgencias) y ser parte de un programa amplio al paciente haya estado acudiendo y mediante el que haya sido valorado Fig. 6-5.

3.4. Complicaciones físicas y/o psíquicas generadas por el consumo crónico de opiáceos

Incluye las siguientes:

- Patologías infecciosas, generadas por el uso de la vía intravenosa (son las complicaciones más frecuentes): infecciones locales y sistémicas, abscesos locales y diseminados, valvulopatías y embolismos sépticos, infecciones por el virus de la inmunodeficiencia humana (VIH) y de la hepatitis B (VHB) y C (VHC).

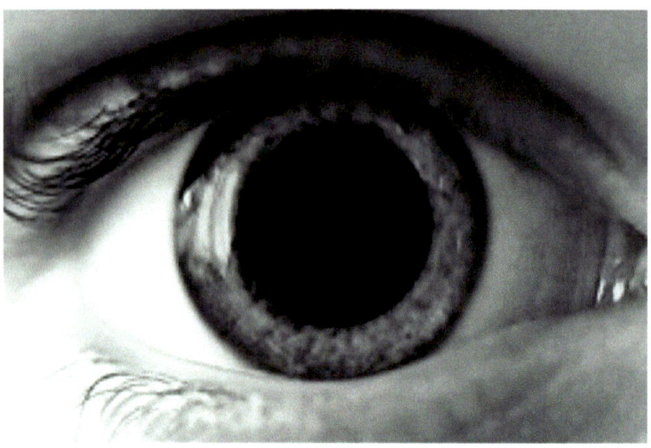

Fig. 6-4 | Midriasis.

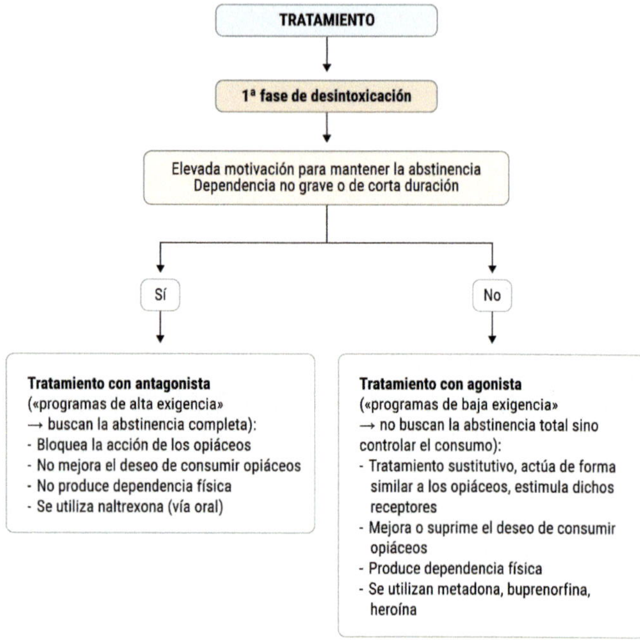

Fig. 6-5 | Tratamiento del trastorno por consumo de opiáceos.

- Neurotoxicidad (ocasionada por adulterantes): neuropatía periférica y mielopatía.
- Otros: estreñimiento, síndrome nefrotóxico.
- Psicopatología: trastornos depresivos, de ansiedad y de personalidad.

4. Cocaína

Droga con efecto psicoestimulante que se obtiene de la planta de la coca (*Erythroxylon coca*). Es la segunda droga ilícita más consumida en Europa después del cannabis.

4.1. Vías de administración y perfil del consumidor

La vía de administración más frecuente es la intranasal Fig. 6-6, pudiéndose consumir también por vía fumada (base libre o *crack*), oral e intravenosa (asociada frecuentemente a la heroína).

El perfil del paciente consumidor de cocaína que normalmente se encuentra en urgencias es el de varón joven que esnifa cocaína de manera recreativa en las noches de fin de semana. Es muy frecuente el consumo concomitante de otras drogas, siendo la más frecuente el alcohol.

4.2. Síndromes clínicos por consumo de cocaína

4.2.1. Intoxicación por cocaína

Clínica. Midriasis, HTA, taquicardia, hipertermia e hiperreflexia tendinosa. Euforia rápida e intensa pero de corta duración con disminución de la sensación de cansancio, hiperactividad motora, alucinaciones visuales y táctiles y delirios paranoides persecutorios. Existe un delirio muy característico de la intoxi-

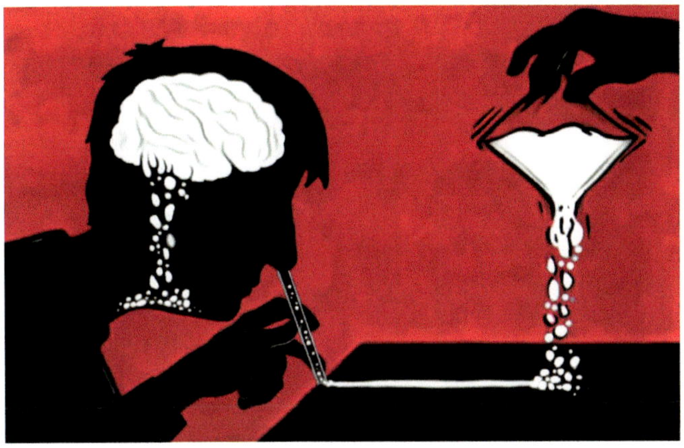

Fig. 6-6 | Cocaína esnifada.

cación por cocaína: delirio de formicación o síndrome de Magnan (sensación de tener insectos, hormigas, bajo la piel) (MIR 2014-2015, P154).

Complicaciones:

- Cardiovasculares: crisis hipertensivas, arritmias, infarto de miocardio y muerte súbita.
- Neurológicas: hemorragias e infartos cerebrales, convulsiones y coma.
- Respiratoria: rotura del tabique nasal, neumotórax y neumomediastino, hemorragia pulmonar y edema agudo de pulmón.
- Renales: insuficiencia renal aguda secundaria a rabdomiólisis.
- Parkinsonismo e hiperprolactinemia con amenorrea, impotencia, ginecomastia por depleción dopaminérgica.

Los «boleros», «mulos» o «*body packers*» son personas que llevan en el interior de su aparato digestivo cocaína en polvo o líquida, con el riesgo de perforación y producción de síndrome simpaticomimético.

Tratamiento. Soporte vital del paciente con monitorización de tensión arterial, frecuencia cardíaca, saturación de oxígeno y ECG. No existe antídoto. Se pueden utilizar benzodiacepinas, y si se asocia sintomatología psicótica o importante agitación, antipsicóticos (con cuidado porque aumentan el riesgo de convulsiones) (MIR 2006-2007, P163).

4.2.2. Síndrome de abstinencia

Clínica. Es mayor si la vía de administración de la droga es fumada o intravenosa. Se inicia a las 6-12 horas de último consumo:

- Inicial: irritabilidad, agitación, disforia, depresión, anorexia, mialgias, deseo de dormir y de consumir cocaína (*craving*).
- Tardía: astenia, apatía, anhedonia, hipersomnia, hiperfagia, agotamiento físico.

Tratamiento. Cuadro benigno que no requiere por lo general tratamiento farmacológico. Se beneficia de apoyo psicológico.

4.2.3. Trastorno por consumo de cocaína

Criterios clínicos. Deberá cumplir los criterios ya explicados en el apartado de trastorno por consumo de sustancias.

Tratamiento. El tratamiento fundamental es psicosocial, teniendo menor importancia los fármacos que sirven como apoyo a las terapias.

Complicaciones:

- Cardiovasculares: HTA, cardiopatía isquémica y disminución de flujo sanguíneo cerebral con aumento del riesgo de accidente cerebrovascular y de convulsiones.
- Aparato respiratorio: perforación nasal, neumopatía intersticial por disolventes de la cocaína.
- Aparato reproductor: hiperprolactinemia con ginecomastia, disminución de la potencia sexual.
- Psíquicas: psicosis paranoide, episodios depresivos, suicidio.

5. Cannabis

Deriva de la planta *Cannabis sativa*, cuyo compuesto activo es el Δ-9-tetrahidrocannabinol (Δ-9-THC), que se une a receptores específicos endocannábicos. Hay diferentes concentraciones del principio activo, en orden creciente: marihuana, hachís y aceite de hachís Fig. 6-7.

Es la sustancia ilegal más frecuentemente consumida. La vía de administración más habitual es fumada («porro»), pero también se consume por vía oral (se absorbe más lentamente) o intravenosa (muy poco frecuente). Se detecta en orina incluso semanas después del consumo.

Produce tolerancia inversa al comienzo (pequeñas dosis hacen más efecto porque se acumulan metabolitos) y tras un tiempo la tolerancia es directa (necesidad de mayores dosis para los mismos efectos).

5.1. Usos médicos

En España se comercializa un preparado de THC y cannabinol que está autorizado para la espasticidad refractaria al tratamiento en la esclerosis múltiple. También puede utilizarse como antiemético, analgésico y miorrelajante.

5.2. Trastornos relacionados con el consumo de cannabis

5.2.1. Intoxicación aguda

Clínica. Hiperemia conjuntival, taquicardia y efectos anticolinérgicos como sequedad de boca. Relajación y discreta euforia con disminución de la capacidad de concentración. Alteraciones perceptivas como sensación de enlentecimiento del tiempo.

> ★ En personas predispuestas puede producir crisis de pánico con despersonalización (muy frecuente) y psicosis tóxicas con ideas delirantes de persecución (menos frecuente).

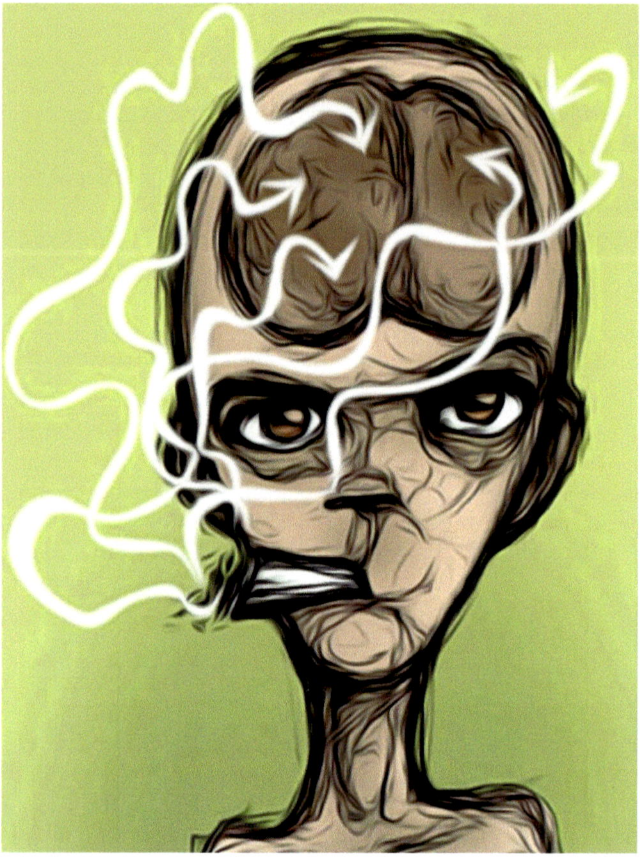

Fig. 6-7 | Cannabis.

Tratamiento. Es sintomático, no hay antídoto.

5.2.2. Trastorno por consumo de cannabis

Criterios clínicos. Deberá cumplir los criterios ya explicados en el apartado de trastorno por consumo de sustancias.

Complicaciones del consumo crónico:

- ✔ Síndrome amotivacional: desinterés y apatía, cuadro reversible tras el abandono del consumo. Riesgo de precipitar síntomas psicóticos en personas predispuestas, o exacerbarlos.
- ✔ Disminución de la capacidad vital pulmonar.
- ✔ Aumento de la velocidad de flujo cerebral con riesgo vascular a largo plazo.
- ✔ Retraso en el crecimiento del feto en embarazadas.

6. Otros tóxicos

6.1. Anfetaminas

Sustancias psicoestimulantes con efectos similares a los de la cocaína, que pueden llegar a producir cuadros psicóticos. La tolerancia y la abstinencia son parecidas también a las de la cocaína, fundamentalmente psíquicas Fig. 6-8. La vía de administración es oral o intravenosa.

La anfetamina de uso más extendido es la metanfetamina (*speed*, *ice*, *cristal meth*).

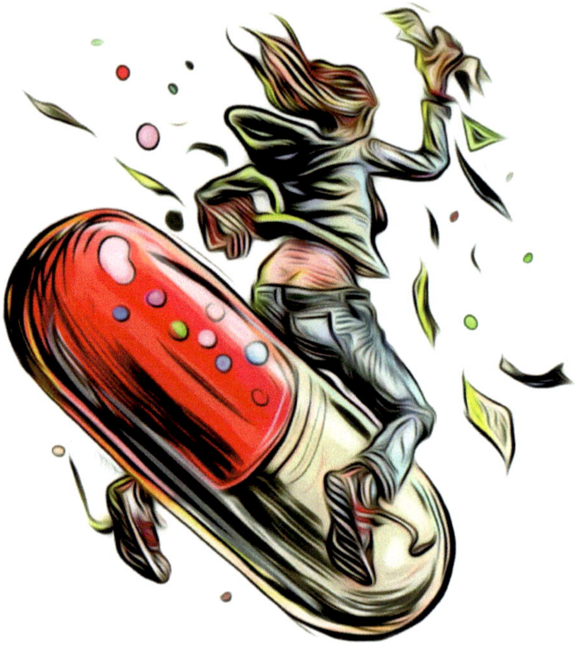

Fig. 6-8 | Anfetaminas.

De uso médico es el metilfenidato, autorizado para el tratamiento de la narcolepsia y el trastorno por déficit de atención e hiperactividad.

6.2. Drogas de diseño (derivados de anfetaminas)

Drogas con actividad psicoestimulante y alucinatoria (experiencias sensoperceptivas). Pueden desencadenar cuadros psicóticos. La más conocida es la MDMA (metilendioximetanfetamina), también denominada *éxtasis*, *Molly* o *cristal*.

Actúan sobre el sistema serotoninérgico, pudiendo producir un síndrome serotoninérgico agudo y fulminante con hipertermia, HTA, coma y muerte.

El tratamiento es sintomático, no hay antídoto, pero si se lleva a cabo 1-2 horas tras la ingesta, se realizará lavado gástrico con carbón activado (MIR 2009-2010, P130).

6.3. Fenciclidina (PCP o «polvo de ángel»)

Droga psicoestimulante que actúa sobre los receptores NMDA del glutamato (neurotransmisor excitador del SNC). No genera dependencia.

Produce agitación intensa, agresividad, incoordinación motora, nistagmo vertical y disartria. El tratamiento es sintomático.

6.4. Alucinógenos

Drogas psicoestimulantes que accionan el sistema serotoninérgico (también el noradrenérgico y el dopaminérgico pero en menor medida). No generan tolerancia ni abstinencia (Fig. 6-9).

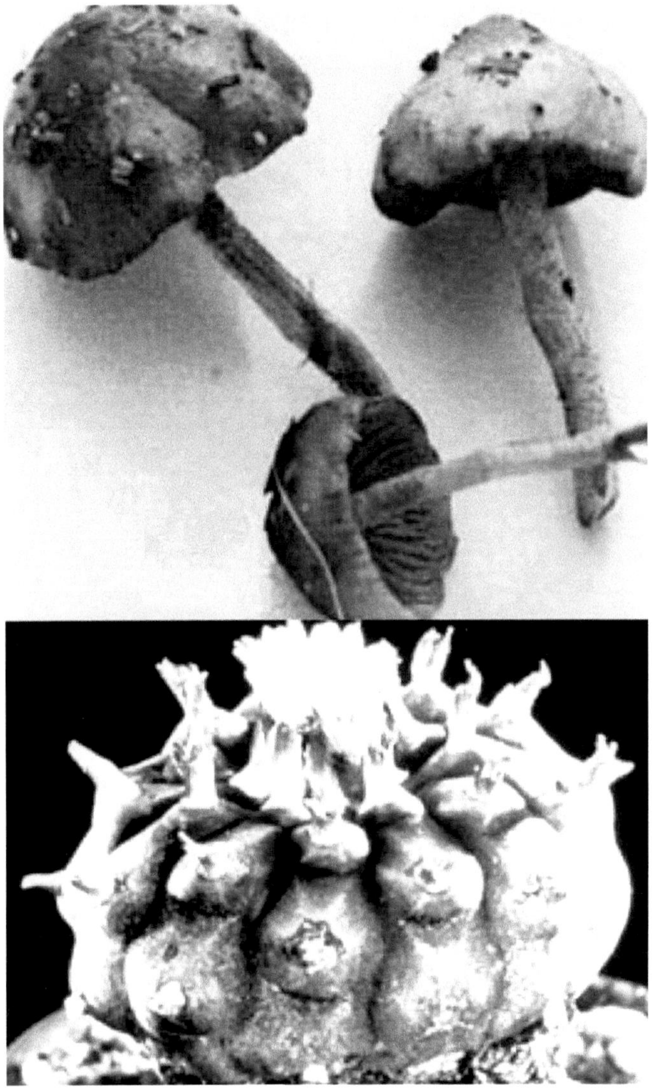

Fig. 6-9 | Alucinógenos.

En este grupo se incluyen el LSD, los hongos y la ketamina.

Provocan midriasis, taquicardia, HTA, alucinaciones visuales, sinestesias (percibir un sentido por otro, por ejemplo, saborear un color, oír una planta, etc.). Pueden desencadenar episodios psicóticos en personas predispuestas. También pueden darse despersonalizaciones y crisis de pánico, lo que se conoce como «mal viaje».

6.5. γ-hidroxibutirato (GHB)

Es conocido como «éxtasis líquido» y realiza su acción a través del sistema gabaérgico (depresor del SNC).

Provoca síndrome confusional con síntomas psicóticos que puede progresar al coma y a la muerte por parada cardiorrespiratoria (sobre todo si se combina con otros sedantes como el alcohol).

7. Juego patológico (ludopatía)

Se trata de una adicción comportamental. Por tanto a pesar de no estar mediado por una sustancia, utiliza el mismo esquema conceptual y neurobiológico que los demás trastornos adictivos.

Los criterios diagnósticos cuentan con presentar 4 o más de los siguientes síntomas durante los últimos 12 meses: (además estos síntomas no se pueden justificar dentro de un episodio maníaco):

- Necesidad de apostar cantidades de dinero cada vez mayores para conseguir excitación deseada.
- Nerviosismo o irritación cuando se intenta reducir o dejar el juego.
- Esfuerzos para reducir o dejar el juego, sin éxito.
- Pensamientos frecuentes hacia apuestas.
- El desasosiego, la ansiedad... precipitan las apuestas.
- Tras perder dinero regresa para "recuperar" lo perdido.
- Tendencia a utilizar mentiras para ocultar su grado de implicación en el juego.
- Ha puesto en peligro una relación importante (sentimental, laboral, académica) por el juego.
- Solicita ayuda económica a los demás para aliviar deudas del juego.

Epidemiología: más frecuente en hombres. En adolescentes están creciendo las tasas de manera preocupante (también más frecuente en chicos).

Es muy frecuente la comorbilidad con otros trastornos como: trastorno por uso de alcohol y otras sustancias. Trastornos depresivo, bipolar, de ansiedad, psicóticos, de la conducta alimentaria, de personalidad (sobre todo aquellos donde predominan rasgos impulsivos).

Tratamiento: a nivel farmacológico: antidepresivos ISRS, antagonistas opiáceos (naltrexona y nalmefeno) y estabilizadores del ánimo (litio, valrproato y topiramato). A nivel no farmacológico: Terapia cognitivo conductual y motivacional.

Puntos clave

- ✔ En la nueva clasificación DSM-5 desaparece la denominación «adicción o dependencia». En su lugar aparece el «trastorno por consumo de sustancias», cuya definición es importante conocer.
- ✔ El marcador analítico más específico en el trastorno por consumo de alcohol es el CDT.
- ✔ El consumo de alcohol aumenta el riesgo suicida.
- ✔ El alcoholismo secundario se asocia al padecimiento de trastornos mentales como la depresión, la ansiedad y los trastornos de personalidad.
- ✔ El consumo de alcohol es la causa más frecuente de cirrosis, pancreatitis crónica y miocardiopatía dilatada.
- ✔ El síndrome de Wernicke cursa con alteraciones de la marcha, nistagmo horizontal y síndrome confusional. Es reversible si se trata a tiempo con tiamina. Si evoluciona se desarrolla psicosis de Korsakoff, cuadro de demencia irreversible.
- ✔ El *delirium tremens* es un cuadro de abstinencia grave de alcohol que requiere ingreso urgente en UVI y tratamiento intensivo con benzodiacepinas y vitaminas del grupo B. Si aparecen convulsiones se tratarán con benzodiacepinas, sin requerir anticonvulsivantes.
- ✔ Se ha comercializado recientemente un nuevo fármaco para el trastorno por consumo de alcohol, el nalmefeno, que busca reducir el consumo de alcohol al disminuir el deseo por esta sustancia.
- ✔ La intoxicación aguda por opiáceos cursa con miosis, depresión respiratoria y si es grave puede llegar al coma. Se trata con naloxona.
- ✔ El síndrome de abstinencia a opiáceos no es un cuadro potencialmente grave. Se puede tratar con opiáceos (el más frecuente es la metadona) o de manera sintomática con clonidina, analgésicos y sedantes. Si el paciente busca la abstinencia completa se pautará naltrexona (antagonista opioide), y si lo que se pretende es controlar el consumo se usarán metadona o buprenorfina (agonistas opioides).
- ✔ La intoxicación por cocaína produce midriasis y riesgo cardiovascular (crisis hipertensiva, arritmias, etc.), siendo un cuadro potencialmente mortal.
- ✔ El consumo de cannabis no produce cuadros potencialmente mortales, pero su consumo habitual puede desencadenar episodios psicóticos en personas predisponentes.

7 Trastornos de personalidad

Orientación MIR

Es importante entender el concepto de trastorno de personalidad y saber diferenciarlo de los rasgos de personalidad. Las preguntas sobre este tema se han orientado en forma de caso clínico, para ayudar a memorizar un modelo identificativo de cada trastorno.

1. Definición

Los trastornos de personalidad consisten en patrones de relación muy arraigados e inflexibles que resultan desadaptativos y que causan un deterioro funcional significativo o un malestar subjetivo. Si no existe tal repercusión funcional ni malestar subjetivo, se trata de rasgos de personalidad (MIR 2007-2008, P159) (Vídeo 7-1).

Estos rasgos de personalidad son aloplásticos (capaces de alterar y adaptar el ambiente externo) y egosintónicos (aceptados por la persona), de manera que los pacientes no suelen estar muy motivados para seguir un tratamiento.

2. Tipos

La clasificación y los tipos clásicos de los trastornos de la personalidad se han perdido en la CIE-11, por lo tanto, los tipos que se describirán más ampliamente a lo largo de este capítulo corresponden únicamente a la DSM-5.

En la **CIE-11**, la clasificación se realiza según la **gravedad** (leve, moderado, y grave). Además, se incluye una mayor descripción de los trastornos según el **especificador «dominio de rasgos de personalidad»**, que incluye los tipos:

1. **Afectividad negativa:** tendencia a experimentar emociones negativas con una intensidad desproporcionada a las situaciones, pobre regulación emocional.
2. **Desapego:** tendencia mantener distanciamiento tanto interpersonal (desapego social) como emocional (desapego emocional).
3. **Disocialidad:** despreocupación ante los derechos de los demás, falta de empatía, egocentrismo, expectativa de admiración por parte de los otros, insensibilidad ante el sufrimiento de los demás.
4. **Desinhibición:** tendencia a actuar precipitadamente, sin considerar las posibles consecuencias negativas, irresponsabilidad, imprudencia y falta de planificación.
5. **Anancastia:** rigidez, perfeccionismo, preocupación por las reglas sociales y las normas del bien y del mal; escrupulosidad con los detalles, hiperplanificación, énfasis en el orden y la pulcritud, restricción emocional.
6. **Patrón *borderline*:** inestabilidad de las relaciones interpersonales (son muy intensas), la autoimagen y la afectividad; impulsividad; esfuerzos para evitar el abandono (real o imaginario); conductas autodestructivas (autolesiones); sentimientos crónicos de vacío; ira.

Clasificación DSM-5 de los trastornos de la personalidad (*clusters*):

- Grupo A: trastorno de la personalidad paranoide, esquizoide y esquizotípica.
- Grupo B: trastorno de la personalidad antisocial, límite, histriónica y narcisista.
- Grupo C: trastorno de la personalidad evasiva, dependiente y obsesiva.

A través de casos clínicos se irán definiendo los distintos tipos de trastornos de personalidad.

2.1. Trastorno de personalidad paranoide

Varón de 45 años, inmerso en un proceso de divorcio que está resultando complicado. **Sospecha que su mujer le fue infiel**: «Lo veo en sus ojos cada vez que me mira, aunque no me lo ha reconocido», y que sus dos hijos pequeños podrían no ser suyos, lo que ha motivado que dejara de pagar la manutención. Este hecho ha generado causas legales, en las que el paciente está teniendo problemas. También **sospecha que su propio abogado podría estar perjudicándole**, compinchado con su mujer para que el juicio lo gane ella. Comenta que ha cesado la relación con el **único amigo** que tenía, porque **duda de su lealtad** y cree que está de parte de su mujer. Durante la entrevista se muestra **suspicaz, desconfiado** y **desafiante** con el terapeuta. A medida que avanza la entrevista, se siente ofendido, ya que **interpreta** las preguntas como que se está poniendo en duda la veracidad de su relato.

Juicio clínico: Trastorno de la personalidad paranoide (MIR 2009-2010, P145).

Son personas desconfiadas y suspicaces, que interpretan las intenciones de los demás como maliciosas. Es más frecuente en hombres. Pueden llegar a desarrollar un trastorno delirante.

2.2. Trastorno de la personalidad esquizoide

Varón de 30 años, que es derivado al *Programa de asistencia al empleado* por su jefe. El paciente trabaja como bibliotecario, en un principio lo hacía de cara al público, pero, al ver que tenía **dificultades en las relaciones interpersonales**, lo destinaron a colocar las estanterías. En este puesto se encuentra más a gusto. Dice **no tener amigos ni pareja y añade no necesitarlos**: «Disfruto más solo». **Le gustan las actividades solitarias**, como leer, los videojuegos y coleccionar periódicos. **Se muestra indiferente** ante el hecho de que su jefe le haya dado «un toque» para que cambie de actitud. Muestra **frialdad emocional** durante toda la entrevista, incluso al hablar de temas comprometidos.

Juicio clínico: Trastorno de la personalidad esquizoide (MIR 2009-2010, P150).

Es poco frecuente. Puede estar relacionado con la esquizofrenia y comparte con ella muchos factores de riesgo.

2.3. Trastorno de la personalidad esquizotípica

Varón de 25 años que acude al servicio de urgencias acompañado por su madre, quien está preocupada por la salud mental de su hijo. El paciente no entiende tal preocupación. Tiene un aspecto extravagante, algo descuidado. Presenta dificultades al responder a preguntas simples, debido a un discurso vago, circunstancial y estereotipado. Muestra un afecto incongruente con su discurso (se ríe cuando cuenta algo triste). Él está convencido de que tiene el poder especial de adivinar el futuro. Dice que no tiene muchos amigos y presenta dificultades para relacionarse. Refiere que, a menudo, se pone nervioso en reuniones sociales porque la gente lo critica. Su madre comenta que ha perdido a sus amigos de la infancia por sus «excentricidades».

Juicio clínico: Trastorno de la personalidad esquizotípica.

Es considerado en la CIE una "forma latente" de esquizofrenia.

En ambos puede existir clínica alucinatoria (MIR 2009-2010, P145)

2.4. Trastorno de la personalidad antisocial

Varón de 20 que es traído por la policía al servicio de urgencias. Al parecer, ha sido denunciado por agredir a un camarero, habiéndose fracturado la muñeca durante el altercado. El paciente dice ser muy impulsivo y haber acumulado causas penales por motivos similares al actual. Niega arrepentimiento sobre su actuación "se lo merecía por decirme que no puedo fumar dentro del bar". Añade un consumo habitual de cocaína, la cual costea sustrayéndole dinero a sus padres, ya que él no desempeña actividad laboral, "su obligación es mantenerme". Muestra una actitud retadora, sin respetar las normas que se le indican (sale a fumar en varias ocasiones, vocifera ante la imposición de algún límite, etc.).

Juicio clínico: Trastorno de la personalidad antisocial (MIR 2015-2016, P221).

Es más frecuente en varones. Se asocia con frecuencia al abuso de sustancias.

2.5. Trastorno de la personalidad límite (*borderline*)

Mujer de 25 años que acude al servicio de urgencias tras haberse autolesionado el brazo a través de un corte superficial. Comenta haber discutido con su pareja, hecho que la ha desbordado, ya que dice no soportar la idea de que su pareja la abandone. Añade no haber tenido una vida fácil, en la que han predominado sentimientos crónicos de vacío, habiendo mantenido siempre relaciones sentimentales muy intensas, pero poco duraderas ("cada vez que empiezo una relación creo que estoy con el hombre de mi vida, luego todos son iguales"). Refiere que en varias ocasiones ha intentado quitarse la vida tras una ruptura de pareja, mediante venoclisis. Se objetiva importante inestabilidad afectiva durante la entrevista, con llanto excesivo e irritabilidad. Refiere que "soy muy impulsiva", y que tiene dificultades para controlar la ira ("arraso con todo cuando me enfado").

Juicio clínico: Trastorno de la personalidad límite (MIR 2004-2005, P157; MIR 2007-2008, P162; MIR 2008-2009, P159; MIR 2011-2012, P156).

Es más frecuente en mujeres. La impulsividad ocurre en diversos contextos (sexo, drogas, atracones alimentarios...). Frecuentemente realizan conductas autolesivas y/o intentos autolíticos (MIR 2021-2022, P190). En episodios graves puede llegar a existir sintomatología psicótica (MIR 2009-2010, P145).

2.6. Trastorno de la personalidad narcisista

Varón de 38 años que trabaja en una empresa informática y que refiere encontrarse disgustado con el hecho de que su jefe le haya insinuado una destitución. Dice: «Soy el más capacitado de toda la empresa, me tienen envidia». Sus compañeros lo catalogan como una persona arrogante, prepotente, poco empático, interesado y envidioso. Él reconoce tratar con desdén a sus compañeros debido a que no los considera a su altura, sin embargo, se muestra educado y complaciente con los puestos directivos. Comenta que su desempeño en la empresa es "excepcional, nunca han tenido nadie como yo". Reconoce que le importa mucho la admiración de los demás, "porque me la merezco".

Juicio clínico: Trastorno de la personalidad narcisista.

2.7. Trastorno de la personalidad histriónica

Mujer de 30 años que acude a consulta con su médico de atención primaria para revisión. Su aspecto es cuidado, pero excesivamente arreglado para la ocasión. Presenta una actitud seductora y manipuladora con el profesional. Se muestra excesivamente emotiva, con tendencia a la teatralidad, cambiando la actitud en función de la respuesta del médico e intentado captar siempre su atención. Al médico le resulta difícil realizar la historia clínica, debido a que la paciente presenta un discurso cargado de subjetividad, carente de detalles. Se describe como extrovertida, una persona con muchos amigos, aunque reconoce que se cansa con facilidad, optando por nuevas experiencias.

Juicio clínico: Trastorno de la personalidad histriónica.

2.8. Trastorno de la presonalidad evasiva (evitativa)

Mujer de 34 años que dice tener grandes dificultades para encontrar un puesto laboral. Tras la exploración se objetiva que la paciente tiene gran hipersensibilidad a las evaluaciones negativas que pueden hacerle los demás, evitando trabajos que impliquen contacto interpersonal por miedo a las críticas y al rechazo. Añade dificultades en las relaciones interpersonales por miedo a ser avergonzada o ridiculizada. Se siente inferior a los demás, con pocas capacidades laborales y sociales, pero sí muestra un deseo de ser más sociable.

Juicio clínico: Trastorno de la personalidad evasiva.

2.9. Trastorno de la personalidad dependiente

Mujer de 19 años que presenta **muchas dificultades para tomar decisiones y asumir responsabilidades**, esperando que sean los otros quienes decidan por ella. Comenta también **dificultades para expresar su desacuerdo** con los demás, y opta por no llevarles la contraria y mostrar una **actitud sumisa** por **temor a perder su apoyo o aprobación**. Esta **inseguridad** le lleva a tener problemas en el trabajo, ya que **no es capaz de iniciar por sí misma nuevos proyectos**, y en su vida personal, debido a que **llega a hacer voluntariamente cosas que le desagradan** para obtener aceptación.

Juicio clínico: Trastorno de la personalidad dependiente.

2.10. Trastorno de la personalidad obsesivo-compulsiva (obsesiva, anancástica)

Varón de 27 años, estudiante de medicina, que se define como una persona **muy perfeccionista** y **responsable**. Refiere que **no tiene tiempo para hobbies o tener amigos**, debido a que dedica mucho tiempo a estudiar. Sus compañeros siempre le piden sus apuntes, ya que son **escrupulosamente pulcros, ordenados y rigurosos**, pero él nunca los presta (**"eso sería hacer trampa**, es la obligación de cada uno. Además, **no pueden devolverme el favor** porque **yo nunca estudiaría por los apuntes de otro**"). Sin embargo, sus **resultados académicos son mediocres**, ya que a veces pasa tanto tiempo perfeccionando sus apuntes **que no le da tiempo a estudiar**, o no entrega a tiempo los trabajos, porque **nunca está completamente satisfecho con el resultado**.

Juicio clínico: Trastorno de la personalidad obsesivo-compulsiva (MIR 2015-2016, P218, MIR 2023-2024, P084).

★ El nombre oficial en el DSM-5 de este trastorno se presta a confusión, ya que **no** tiene ninguna relación con el espectro obsesivo-compulsivo. No hay obsesiones ni compulsiones.

Puntos clave

El trastorno límite de la personalidad es el que más asistencia psiquiátrica genera (urgencias, seguimiento ambulatorio, ingresos,...) al tratarse de personas inestables con problemas en casi todas las facetas de su vida.

8 Trastornos de la conducta alimentaria

Orientación MIR

Es importante conocer los criterios diagnósticos de la anorexia nerviosa y la bulimia nerviosa, así como las principales complicaciones médicas de ambas entidades.

1. Anorexia nerviosa

(MIR 2022-2023, P081)

1.1. Criterios clínicos y diagnósticos

Según el DSM-5 se deben cumplir los siguientes:

1. **Restricción de la ingesta alimentaria** en relación con las necesidades, que conduce a un **peso corporal significativamente bajo** en relación con la edad, el sexo, el curso del desarrollo y la salud física. (En niños y adolescentes el peso significativamente bajo es aquel inferior al mínimo esperado).
2. **Miedo intenso a ganar peso** o a engordar, o comportamiento persistente que interfiere en el aumento de peso, incluso con un peso significativamente bajo (por ejemplo, actividad física excesiva, conductas purgativas, etc.).
3. Alteración en la forma en que uno mismo percibe su propio peso o constitución (**alteración de la imagen corporal**) Fig. 8-1.

Otros síntomas que presentan los pacientes son:

- Sienten hambre pero la minimizan. Suelen esconder la comida aparentando que comen, para evitar que les realicen señalamientos, ya que suelen rechazar estar enfermos.

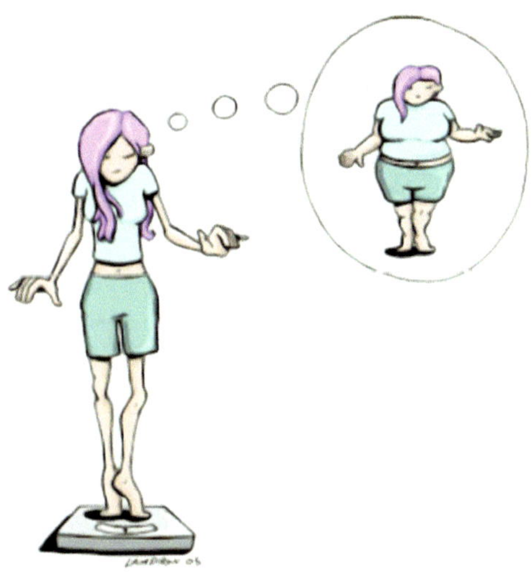

Fig. 8-1 | Distorsión de la imagen corporal.

- Presentan pensamientos obsesivos en relación a la comida, cuentan calorías, tienden a ser buenos cocineros (comidas que preparan para los demás, etc.).
- Suelen vestir con ropas anchas.
- La pérdida de peso puede llevarles a un IMC (índice de masa corporal) por debajo de los 17 (el IMC normal esta entre 18 y 24).
- Al contrario que en la bulimia, en la anorexia no existirá una pérdida de control sobre la comida (MIR 2003-2004, P155).
- Es frecuente la amenorrea en mujeres y la pérdida de la libido en varones. Si nos encontramos pacientes con amenorrea de más de 1 año de duración es necesario realizar una densitometría ósea (MIR 2005-2006, P161).

La amenorrea ya no es considerada criterio diagnóstico en el DSM-5.

1.2. Tipos de anorexia nerviosa

Puede ser:

- **Tipo restrictivo**: durante los últimos 3 meses no han existido episodios de atracones o purgas. La pérdida de peso se debe sobre todo a la dieta, el ayuno y/o el ejercicio físico.
- **Tipo con atracones/purgas**: durante los últimos 3 meses han existido episodios recurrentes de atracones y purgas (vómitos autoprovocados, uso incorrecto de laxantes, diuréticos o enemas).

1.3. Complicaciones físicas de la desnutrición

En la Fig. 8-2 se resumen las principales complicaciones físicas de la desnutrición (MIR 2024-2025, P210; MIR 2004-2005, P161).

1.4. Epidemiología

La anorexia nerviosa afecta a 0,5-1,5 de cada 100.000 habitantes. Es entre 10 y 20 veces más frecuente en mujeres. La edad de inicio suele ser la adolescencia. Se está produciendo un aumento de casos tanto en niñas como en varones.

1.5. Marco etiológico

Esta enfermedad tiende a ocurrir en núcleos familiares exigentes en los que suelen existir dificultades en la expresión emo-

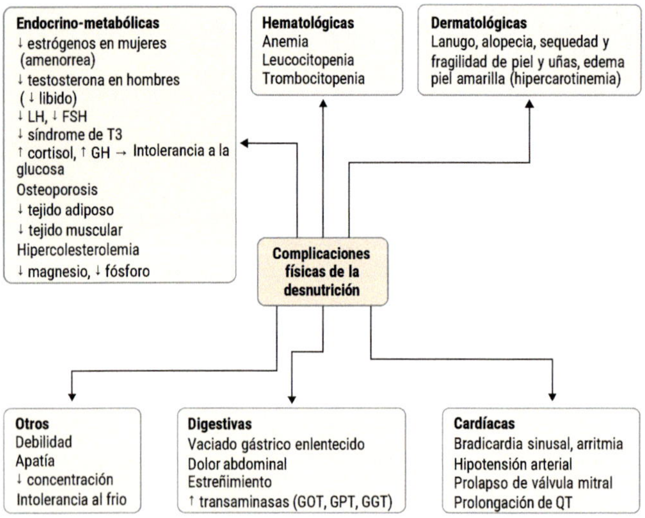

Fig. 8-2 | Complicaciones físicas de la desnutrición. FSH: hormona foliculoestimulante; GGT: enzima γ-glutamiltranspeptidasa; GH: hormona del crecimiento; GOT: transaminasa glutámico-oxalacética; GPT: transaminasa glutámico-pirúvica; LH: hormona luteinizante.

cional entre sus miembros y una tendencia a la competitividad, y en los que se transmite un modelo de cuerpo delgado.

Existe una mayor prevalencia en países desarrollados (aunque está aumentado en países en vías de desarrollo), donde el cuerpo delgado es sinónimo de belleza y prestigio social.

Estas pacientes suelen ser muy responsables, trabajadoras, eficaces, con miedo a la pérdida de control.

1.6. Diagnóstico diferencial

Existen muchos cuadros médicos y psiquiátricos con síntomas similares a los que se encuentran en la anorexia nerviosa, por lo que un cribado inicial es fundamental.

Se debe realizar el diagnóstico diferencial con:

- ✔ **Cuadros físicos:** diabetes mellitus, hipertiroidismo, panhipopituitarismo, enfermedad de Crohn, enfermedad celíaca, tuberculosis, cuadros tumorales.
- ✔ **Cuadros psiquiátricos:** trastorno depresivo mayor, trastorno por ansiedad, trastorno obsesivo-compulsivo, fobia al peso, trastorno dismorfofóbico o hipondríaco.

> ★ Dado que existen muchos cuadros médicos y psiquiátricos con síntomas similares a los de la anorexia nerviosa, es fundamental un cribado inicial.

1.7. Tratamiento

Consistirá en:

- ✔ Corregir las alteraciones físicas que ponen en riesgo la vida del paciente.
- ✔ Aumentar el peso y mejorar la nutrición (normalizar la ingesta) e interrumpir las conductas compensatorias.
- ✔ Abordaje de los aspectos psicológicos (previo a esto se requiere una recuperación nutricional):
  - **Psicoterapia:** terapia cognitivo-conductual y terapia familiar.
  - **Farmacoterapia: ningún fármaco está aprobado de manera oficial para el tratamiento de la anorexia nerviosa.** Se usarán fármacos si existen otros trastornos psiquiátricos asociados.

> ★ Ningún fármaco está aprobado de manera oficial para el tratamiento de la anorexia nerviosa.

Se procederá al **ingreso hospitalario urgente** en los siguientes casos:

- ✔ Pérdida de peso excesiva con riesgo vital.
- ✔ Trastornos hidroelectrolíticos, cardiológicos o metabólicos graves que puedan comprometer la vida del paciente.
- ✔ Riesgo suicida o depresión mayor.

> En estos casos será posible la realización de ingreso involuntario del paciente, siendo necesaria una notificación al juzgado.

1.8. Curso y pronóstico

El curso es variable, con tendencia a la cronicidad (hasta en el 20 % de los pacientes se cronifica). El 5-10 % muere, siendo las causas más frecuentes la desnutrición y el suicidio en segundo lugar.

Existirá un mejor pronóstico si la edad de inicio es temprana y el abordaje terapéutico es precoz con participación familiar en el tratamiento.

2. Bulimia nerviosa

Es importante distinguir la bulimia nerviosa de la anorexia nerviosa.

2.1. Criterios clínicos y diagnósticos

Se deben cumplir los siguientes:

1. Presencia de **atracones** (ingesta de gran cantidad de comida en un corto período de tiempo y con sensación de descontrol).
2. **Conductas compensatorias** destinadas a evitar el aumento de peso:

- ✔ Purgativas: vómitos, laxantes, enemas, diuréticos (tipo clínico: bulimia nerviosa purgativa).
- ✔ No purgativas: actividad física excesiva, ayuno (tipo clínico: bulimia nerviosa no purgativa).

La frecuencia de los atracones y conductas compensatorias será de al menos una vez por semana durante 3 meses.

3. **Preocupación excesiva por el peso y miedo patológico a engordar** (igual que en la anorexia nerviosa).

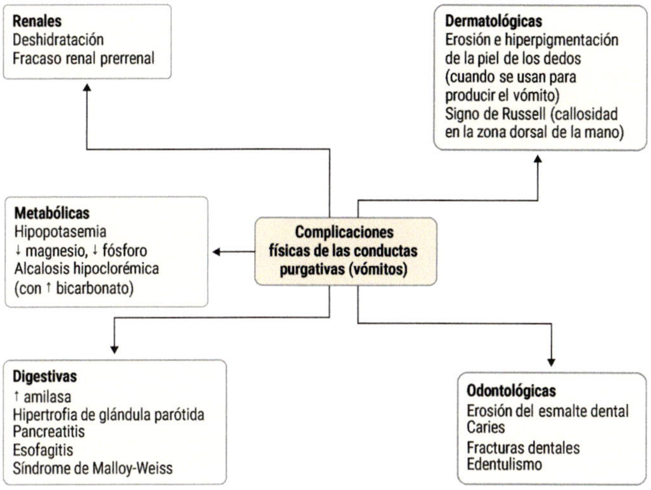

Fig. 8-3 | Complicaciones físicas de las conductas purgativas (vómitos).

La **bulimia nerviosa se diferencia de la anorexia nerviosa** en los siguientes aspectos:

- El peso puede ser normal o elevado (MIR 2012-2013, P168).
- Existe pérdida de control sobre la comida (MIR 2003-2004, P155).
- No suele existir amenorrea.
- Mayor conciencia de enfermedad.
- Mayor comorbilidad con otros trastornos psiquiátricos: afectivos, de personalidad, por abuso de sustancias.

2.2. Complicaciones físicas de los episodios purgativos

En la Fig. 8-3 se recogen las complicaciones físicas de estos episodios.

2.3. Epidemiología

Es más frecuente que la anorexia nerviosa (hasta tres veces). Son más frecuentes las conductas bulímicas aisladas que los síndromes bulímicos. Es más frecuente en mujeres pero de inicio más tardío que la anorexia nerviosa.

2.4. Marco etiológico

Ocurre con más frecuencia en familias desestructuradas con alta disfuncionalidad. Son pacientes con una alta impulsividad y dificultad para regular las emociones. Es frecuente la historia de abusos sexuales en la infancia o de algún hecho traumático. El sustrato neurobiológico de la bulimia es una disminución de la neurotransmisión serotononérgica en el sistema nervioso central, tanto a nivel de producción de serotonina como de modificación de sus transportadores y receptores (sobre todo el 5-HT1A) (MIR 2023-2024, P085).

2.5. Tratamiento

Consiste en:
1º) Corregir las alteraciones físicas.
2º) Control y educación nutricional.
3º) Abordaje de los aspectos psicológicos (previo a esto se requiere una recuperación nutricional):

- **Psicoterapia:** terapia cognitivo-conductual (más eficaz que en la anorexia nerviosa).
- **Farmacoterapia:**
  - ISRS (inhibidores selectivos de la recaptación de serotonina como la fluoxetina).
  - Topiramato (reduce la impulsividad).

2.6. Curso y pronóstico

Tiene mejor pronóstico que en la anorexia nerviosa.

3. Otros trastornos alimentarios

Otros trastornos de la conducta alimentaria son:

- **Trastorno por atracones:** presencia de **atracones** (al menos una vez por semana durante 3 meses) **sin conductas compensatorias posteriores.** Estas ingestas se pueden dar en ausencia de hambre y suelen asociar un sentimiento avergonzante. Es más frecuente en mujeres. Un porcentaje importante de pacientes con obesidad presentan este trastorno. La combinación de psicoterapia, antidepresivos ISRS y la realización de ejercicio físico ha demostrado eficacia.
- **Trastorno restrictivo/evitativo de la alimentación:** fracaso persistente para cumplir las necesidades nutricionales con pérdida excesiva de peso, deficiencia nutritiva grave que requiere nutrición enteral o suplementos y que con frecuencia interfiere en el funcionamiento psicosocial. No existe miedo intenso a engordar, ni distorsión de la imagen corporal.
- **Síndrome de ingesta nocturna de alimentos:** Se caracteriza por consumir grandes cantidades de alimento después de haber cenado. Estos pacientes suelen presentar insomnio y no tienen mucho apetito durante el día. Estos síntomas deben estar presentes al menos durante 3 meses, sin ser secundarios a otra afección para realizar el diagnóstico. Pueden asociar depresión. Los fármacos ISRS son eficaces, también la psicoterapia.
- **Pica (alotriofagia):** ingesta persistente de al menos 1 mes de sustancias no nutritivas (tierra, tiza, pelo, etc.). Se puede encontrar en el retraso mental. En ocasiones lo padecen personas con déficits en oligoelementos.
- **Rumiación (mericismo):** regurgitación y remasticación de los alimentos que dura más de 1 mes en ausencia de trastorno digestivo que lo justifique. Debe aparecer antes de los 6 años y se asocia con frecuencia al retraso mental.

Puntos clave

- ✔ En la anoxia nerviosa se da: restricción alimentaria, pérdida ponderal importante, distorsión de la imagen corporal y miedo intenso a ganar peso. Con frecuencia las pacientes presentan amenorrea, no siendo éste un criterio diagnóstico necesario según el DSM-5.
- ✔ Las complicaciones físicas de la desnutrición son muy importantes y fundamentalmente consisten en alteraciones metabólicas y endocrinológicas. En cuadros de larga evolución estas pacientes tendrán osteoporosis con mucha frecuencia.
- ✔ La bulimia nerviosa se diferencia de la anoxia nerviosa básicamente en que existe una pérdida de control hacia la comida y que el peso suele ser normal o elevado. Los episodios bulímicos aislados son más frecuentes que la bulimia nerviosa.
- ✔ Las complicaciones físicas en la bulimia nerviosa se producen principalmente por los episodios purgativos, siendo las alteraciones metabólicas las más importantes (alcalosis e hipocloremia las más frecuentes, hipopotasemia, aumento de amilasa, etc.).

9 Trastornos de la infancia y la adolescencia

Orientación MIR

Es muy importante el trastorno por déficit de atención e hiperactividad, sobre todo el tratamiento. El trastorno del espectro del autismo y la conducta suicida en adolescentes también han aparecido en el MIR. El resto no ha sido preguntado.

1. Trastornos del desarrollo neurológico

Dentro de este grupo se incluyen el trastorno por déficit de atención e hiperactividad (TDAH), la discapacidad intelectual, los trastornos del espectro del autismo, el trastorno de tics.

1.1. Trastorno por déficit de atención e hiperactividad

Este trastorno es el más preguntado.

Epidemiología. Existe disparidad en las tasas de prevalencia tanto entre países como dentro de un mismo país, oscilando entre el 1 % y el 18 %. Es más frecuente en niños que en niñas (10:1) y constituye el trastorno psiquiátrico más frecuente en la edad infantil (MIR 2004-2005, P183).

Etiología multifactorial.

Factores de riesgo:

- Vulnerabilidad genética.
- Psicopatología parental: alcoholismo, depresión, trastornos de la personalidad.

Alteración: existe una hipofunción dopaminérgica en el lóbulo frontal, que se relaciona con una dificultad para regular la respuesta ante estímulos ambientales.

Clínica. En la Fig. 9-1 se muestran los criterios diagnósticos para el TDAH según el DSM-5. Para alcanzar el diagnóstico, estos síntomas tienen que presentarse de manera mantenida, en dos o más contextos (colegio, casa, con amigos, etc.). Además deben interferir con el funcionamiento social y académico. (Fig. 9-2). Presentación clínica:

- Predominio inatento.
- Predominio hiperactivo/impulsivo.
- Combinada o mixta.

Pronóstico. Es un trastorno crónico que a menudo persiste en la adolescencia, pero puede remitir a lo largo de los años. El pronóstico será mejor cuanto más pronto se realice el diagnóstico y el tratamiento. En algunos estudios se ha asociado al desarrollo de trastorno antisocial de la personalidad y al abuso de sustancias.

Tratamiento. Consiste en la combinación de psicoterapia y tratamiento farmacológico:

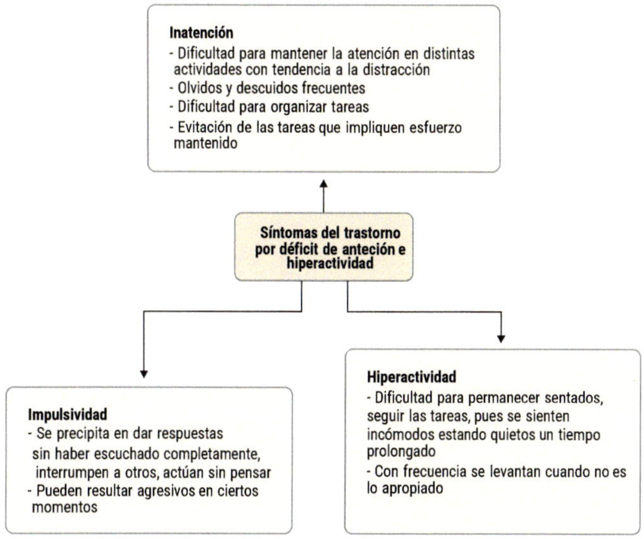

Fig. 9-1 | Criterios diagnósticos del trastorno por déficit de atención e hiperactividad según el DSM-5.

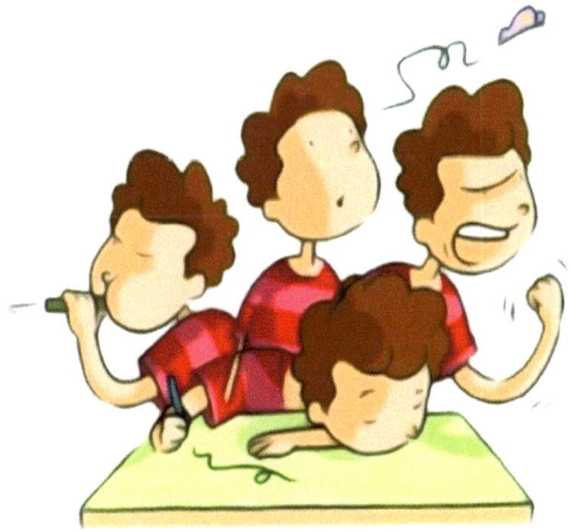

Fig. 9-2 | Trastorno por déficit de atención e hiperactividad.

- **Medidas psicoterapéuticas:**
  - Intervención con los padres.
  - Intervención escolar.
  - Terapia cognitivo-conductual.
- **Tratamiento farmacológico** (MIR 2011-2012, P162):
  - Primera elección: metilfenidato (derivado anfetamínico). Como efectos secundarios se han descrito alteraciones cardiovasculares y retraso en el crecimiento, por lo que será necesario llevar un control de la tensión arterial, frecuencia cardíaca, peso y talla antes y durante el tratamiento (MIR 2010-2011, P145).

- Segunda elección: atomoxetina (antidepresivo que actúa como inhibidor selectivo de la recaptación de noradrenalina). Entre sus efectos secundarios se han descrito alteraciones cardiovasculares, por lo que se llevará un registro de la frecuencia cardíaca y tensión arterial.

1.2. Trastornos del espectro del autismo

Epidemiología y etiología. La prevalencia media es de 4,8 casos por 10.000 habitantes, siendo mucho más frecuente en varones (cinco veces más frecuente que en mujeres). Etiología multifactorial: factores bioquímicos, genéticos, de neuroimagen, psicológicos, etc (MIR 2014-2015, P177).

Clínica. Debuta antes de los 3 años. Se pueden detectar signos a los pocos meses de vida.

- **Déficits persistentes en la comunicación e interacción social:** ausencia de contacto interpersonal, tendencia al aislamiento e indiferencia hacia las personas (no contacto visual o sonrisa social).
- **Trastornos del lenguaje:** dificultad de comprender el lenguaje verbal y no verbal, presencia de anomalías específicas del lenguaje (ecolalias, lenguaje metafórico, más típico del síndrome de Asperger, o neologismos).
- **Intereses restringidos:** conductas repetitivas, restrictivas y rígidas que llevan al sujeto a interesarse por muy pocos objetos o actividades, que realizan una y otra vez, de manera rutinaria, mostrando oposición a los cambios.
- **Otros:** discapacidad intelectual (hasta en el 75 % de los pacientes), convulsiones (hasta en el 25 %), labilidad afectiva, risas inmotivadas, etc.

El DSM-5 eliminó los subtipos de autismo (síndrome de Asperger, trastorno generalizado del desarrollo, etc.). Ahora se agrupan todos bajo un único diagnóstico: trastorno del espectro del autismo, con distintos niveles:

- Nivel 1: requiere apoyo.
- Nivel 2: requiere apoyo notable.
- Nivel 3: requiere apoyo muy notable.

También existen especificadores: con o sin discapacidad intelectual, con o sin deterioro del lenguaje, y asociado con una afección médica o genética conocida (por ejemplo, síndrome de Rett o X frágil).

Tratamiento. Los abordajes terapéuticos son sintomáticos, no curativos. Existe un consenso internacional acerca de que la atención temprana puede mejorar el pronóstico. El manejo consiste en un **tratamiento rehabilitador y psicoeducativo**, al que se pueden asociar **fármacos** para el control de los síntomas:

- Antipsicóticos: en agitación o graves alteraciones comportamentales.
- Antidepresivos: en síntomas obsesivos asociados o ánimo bajo.

1.3. Discapacidad intelectual

Definición. Trastorno heterogéneo caracterizado por un funcionamiento intelectual inferior a la media y un deterioro en las destrezas adaptativas, presente antes de los 18 años.

Etiología. De causa desconocida en el 30-40 %. Otras causas son: trastornos en el desarrollo embrionario, alteraciones perinatales, enfermedades hereditarias, etc.

Clínica. Con frecuencia se asocian alteraciones en la conducta (impulsividad, agresividad, déficit de control, etc.), así como otros trastornos psiquiátricos: TDAH, trastornos del estado de ánimo, trastornos psicóticos («psicosis injertadas»).

Para realizar el diagnóstico se usan escalas de inteligencia (escala de Wechsler) y comportamentales.

1.4. Trastornos de tics

Un tic se define como un movimiento súbito, rápido, recurrente, no rítmico y estereotipado, breve y con tendencia a presentarse en salvas, con breves intervalos entre los tics. Se produce de forma involuntaria y sin finalidad aparente (salvo calmar la sensación de necesidad imperiosa de realizarlo que siente el sujeto).

Tipos:

- **Trastorno de tics transitorios:** duración menor a 1 años Suelen ser tics motores de cabeza, cuello o miembros superiores, y/o tics vocales únicos o múltiples.
- Trastorno de tics crónicos: duración mayor a 1 año. Tics motores o tics vocales, pero no ambos juntos.
- **Trastorno de Gilles de la Tourette:** asociación de múltiples tics motores y al menos un tic vocal (Fig. 9-3). Es frecuente una progresión rostrocaudal (comienzo de los tics en la cabeza y posteriormente aparición de tics en cuello, hombros, brazos, tórax) y la aparición de coprolalia (emisión de palabras soeces). La causa es genética (transmisión autosómica dominante, donde no se ha identificado el gen responsable) y es más frecuente en varones (3:1). Se inicia antes de los 18 años. Para su tratamiento se usarán antipsicóticos (de elección) y se podrán pautar antidepresivos si existe comorbilidad (alteraciones afectivas, trastorno obsesivo-compulsivo). También serán de utilidad las psicoterapias de modificación de conducta.

2. Conducta suicida en adolescentes

Es un tema muy preguntado, en especial los factores que aumentan el riesgo.

Actualmente el suicidio es la primera causa de muerte en jóvenes de entre 15 y 29 años en España. Además de los **factores que aumentan el riesgo suicida** en adultos (la mayoría son extrapolables a adolescentes), hay algunos específicos:

- Antecedentes de autolesiones (no solo intentos autolíticos previos) (MIR 2024-2025, P075).

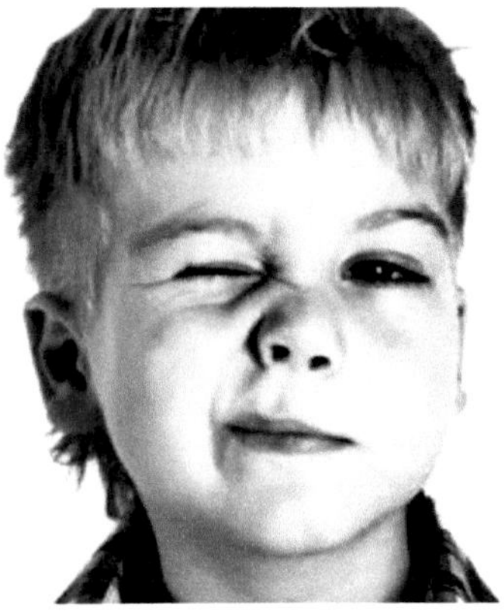

Fig. 9-3 | Tic motor en enfermedad de Gilles de la Tourette.

- Exposición a violencia: sexual, de pareja, etc.
- Problemas de conducta.
- *Bullying*, *cyberbullying* y problemas con pares.
- Acceso a armas de fuego (p. ej. en EEUU el acceso es más fácil.

★ En adolescentes, no hay que concebir las autolesiones como una simple llamada de atención. Es una conducta de riesgo.

3. Trastornos de la eliminación

Dentro de este grupo se incluyen la enuresis y la encopresis.

3.1. Enuresis

Definición. El DSM-5 define la enuresis como la emisión repetida de orina durante el día o la noche en la cama o en la ropa (sea de forma voluntaria o involuntaria) por lo menos dos veces por semana durante un mínimo de 3 meses consecutivos, en un niño/a con una edad cronológica de por lo menos 5 años.

Etiología:

- Genética: existe agregación familiar con concordancia en gemelos monocigotos.
- Orgánica: defectos en el esfínter, infecciones en el tracto urinario.
- Psicológica o social: ansiedad, estrés postraumático, alteraciones del sueño, trastornos emocionales y conductuales.

Tipos según la clínica:

- **Enuresis primaria:** no ha existido periodo de continencia.
- **Enuresis secundaria:** previamente a la enuresis existió 1 año de control de esfínteres adecuado.

Tanto la enuresis primaria como la secundaria pueden ser: **nocturnas** (más frecuentes), **diurnas** o **mixtas**.

Tratamiento. Se emplea la terapia de modificación de la conducta (condicionamiento: a través del uso de alarmas para evitar la enuresis nocturna). Si no existe mejoría pueden utilizarse antidepresivos tricíclicos, por ejemplo la imipramina (tiene función anticolinérgica), o desmopresina intranasal.

3.2. Encopresis

Definición. Evacuación de heces, de consistencia normal o anormal, de forma repetida, voluntaria o involuntaria, en lugares no apropiados para este propósito (incluida la ropa interior), no debida a trastornos somáticos. Sólo puede diagnosticarse a partir de los 4 años.

Tipos según la clínica:

- **Encopresis retentiva:** se asocia a estreñimiento cronificado, y las pérdidas de heces se deben a rebosamiento (suelen existir causas orgánicas).
- **Encopresis no retentiva:** se producen heces normales, no existe historia de estreñimiento y es relativamente frecuente asociar enuresis. Puede ser a su vez:
  - Intencional: niños que tienen control esfinteriano, pero de forma intencionada deponen en lugares inapropiados por razones psicológicas.
  - Involuntaria: debida a incapacidad para controlar adecuadamente el esfínter o por una falta de conciencia del proceso.

Tratamiento. En la mayoría de los casos (78 %) es sensible a intervenciones conductuales relativamente sencillas que incluyan componentes educativos, conductuales y fisiológicos.

4. Trastornos de ansiedad infantil: trastorno de ansiedad por separación

El trastorno por ansiedad por separación presenta como rasgo característico la ansiedad excesiva en relación con la separación o alejamiento de la madre, de ambos padres o, en general, de cualquier persona a la que el niño se encuentra apegado emocionalmente.

Se estima una prevalencia del 1-5 % entre los niños y adolescentes atendidos en las consultas psiquiátricas.

Esta ansiedad debe ser inapropiada para la etapa del desarrollo en la que se encuentra el niño, y ha de durar al menos 4 semanas.

El tratamiento será a través de psicoterapia que implique a los padres y al niño.

5. Trastorno pediátrico neuropsiquiátrico autoinmune asociado a infección por estreptococo (síndrome PANDAS)

El síndrome PANDAS (*Pediatric Autoimmune Neuropsychiatric Disorders Associated with Streptococci*) fue descrito en 1998 en niños que presentaban los siguientes síntomas:

1. Síntomas obsesivo-compulsivos y/o trastorno de tics.
2. Curso episódico con exacerbaciones bruscas.
3. Alteraciones neurológicas (movimientos coreiformes).

4. Relación temporal entre infección por estreptococo beta hemolítico del grupo A y exacerbación de los síntomas (MIR 2019-2020, P087)

La causa y mecanismos que desencadenan dicha patología se mantienen en estudio pero se ha postulado que a partir de una predisposición individual del sujeto y una infección por el estrepctococo beta hemolítico del grupo A se desencadena una reacción autoinmune con la creación de autoanticuerpos que atacan estructuras cerebrales desarrollando los síntomas previamente comentados.

El tratamiento recomendado es el uso de antibióticos en la fase de reagudización.

Puntos clave

- ✔ En el trastorno del espectro del autismo existen: importantes dificultades en la esfera social, trastornos del lenguaje y conductas rígidas y repetitivas con restricciones en el área de intereses. El síndrome de Asperger es un tipo de autismo en el que la capacidad intelectual está conservada y la persona centra su atención en un determinado tema o interés.
- ✔ El trastorno de déficit de atención e hiperactividad es el trastorno infantil más frecuente. La tríada sintomatológica consiste en: inatención, hiperactividad e impulsividad. El tratamiento de primera elección son los derivados anfetamínicos (metilfenidato es el más frecuente), que pueden producir retraso en el crecimiento, por lo que será importante realizar el seguimiento de peso, talla, frecuencia cardíaca y tensión arterial.

10 Trastornos del sueño

Orientación MIR

Los trastornos del sueño apenas son preguntados en el MIR, pero por si incluyesen alguna pregunta, conviene tener claros los conceptos de sueño normal, terrores nocturnos, pesadillas y sonambulismo.

1. Fisiología del sueño normal

El sueño normal se organiza en ciclos de aproximadamente 90 – 100 minutos entre sueño No REM y sueño REM. Cada ciclo intrínseco del sueño se divide en cinco fases según el electroencefalograma (EEG), el electromiograma (EMG) y los movimientos oculares (Tabla 10-1): cuatro fases de sueño No REM y una REM. En la primera mitad predomina el sueño de ondas lentas (fases III y IV, también denominadas fases de *sueño δ* o *sueño de ondas lentas*, por la presencia de ondas δ lentas de alto voltaje en el EEG), con fases REM muy cortas, mientras que en la segunda mitad las fases de ondas lentas son cada vez más cortas y se incrementa el tiempo REM hasta el despertar.

El **sueño no REM** (sincronizado) comprende el 75% del sueño total, es el más reparador y en sus fases 3 y 4, el voltaje de las ondas electroencefalográficas (EEG) es cada vez más lento dando lugar a la presencia de ondas δ lentas de alto voltaje. En estas fases de sueño profundo (fases 3 y 4 No REM) es cuando se aprecia una reducción de la presión arterial (PA), una frecuencia cardiaca y respiratoria bajas, disminución del tono muscular y de la temperatura corporal. La actividad muscular por tanto es muy baja. Estas fases se ven alteradas en los casos de:

- Bruxismo.
- Terrores nocturnos.
- Sonambulismo.
- Depresión mayor: se acortan.

El **sueño REM** (sueño desincronizado) supone el 25 % siendo sus fases de mayor duración en la segunda mitad del sueño. Se registra un EEG muy similar al de la vigilia, ya que es la fase donde se producen las ensoñaciones y se prepara al cerebro para despertarse. El pulso y la PA aumentan. Sin embargo, el tono muscular está suprimido por la activación de células colinérgicas del tronco del encéfalo, produciéndose la inhibición de las neuronas motoras medulares, que impide que el durmiente represente la actividad mental relacionada con el sueño REM. Esta fase se ve alterada en los casos de:

- Pesadillas.
- Trastorno del ritmo circadiano del sueño REM.
- Depresión mayor: se acorta la latencia REM (instauración más rápida de sueño REM) en la depresión mayor y la narcolepsia.

El ritmo del sueño va cambiando a lo largo de la vida: mientras que el recién nacido duerme hasta 20 horas al día, con una proporción de sueño REM de hasta el 50 %, con la edad disminuye el tiempo REM hasta que en el anciano se reduce el sueño profundo a favor de un sueño más superficial, y el tiempo de sueño nocturno a favor de siestas diurnas.

2. Disomnias

Son trastornos de origen psicológico en los que está alterada la cantidad o la calidad del sueño.

Tabla 10-1. Sueño normal

	EEG*	Actividad muscular	Trastornos asociados
Vigilia	Bajo voltaje, actividad alfa con frecuencia mixta con ojos cerrados	Alta actividad tónica y movimientos voluntarios	Narcolepsia
No REM fase I	Bajo voltaje	Actividad tónica baja	
No REM fase II	Bajo voltaje	Actividad tónica baja	Bruxismo
No REM fases III y IV	Ondas lentas (delta)	Actividad tónica baja	Terrores nocturnos, sonambulismo, fases reducidas en la depresión mayor
REM	Ondas beta «en dientes de sierra»	Atonía	Trastornos circadianos, pesadillas, se acorta la latencia REM en la depresión mayor

* Hay cinco grandes rangos de ondas cerebrales: Ondas beta (14-40 Hz): presentes en la consciencia normal de vigilia y en el estrés. Ondas alfa (7,5-14 Hz): presentes en la relajación profunda. Ondas theta (4-7,5 Hz): presentes en la meditación y en el sueño ligero. Ondas delta (0,5-4 Hz): son las más lentas y están presentes en el sueño profundo sin sueños y en la meditación trascendental. Ondas gamma: son las menos reconocidas y las más rápidas (por encima de 40 Hz) y se asocian con una repentina introspección.

2.1. Insomnio

El insomnio es un trastorno muy frecuente (33 % de la población general), sobre todo en mujeres, en ancianos y en pacientes psiquiátricos.

Según el **momento** en que se presente, puede ser:

- **De conciliación:** más frecuente en la ansiedad (MIR 2011-2012, P198).
- **De mantenimiento o fragmentado:** con despertares frecuentes.
- **Terminal o despertar precoz:** propio de la depresión endógena.

Según la **duración** del mismo puede ser:

- **Transitorio (días) o a corto plazo (semanas):** reactivo a una situación de estrés, por cambios del uso horario (*jet lag*), por cambios de turno laboral, etc.
- **Crónico (meses):** por tóxicos o fármacos (el más frecuente es la cafeína, y también pueden producirlo el alcohol, estimulantes, efecto rebote tras la suspensión de benzodiacepinas, etc.), por enfermedades médicas o enfermedades psiquiátricas (MIR 2024-2025, P149) (Tabla 10-2).

En el tratamiento del insomnio son fundamentales las **medidas de higiene del sueño,** dirigidas a mejorar el entorno del dormir y regularizar el ritmo sueño/vigilia y siempre que haya una causa secundaria de insomnio tratable, lo primero es tratar la (MIR 2024-2025, P149). Se pueden utilizar también los **fármacos hipnóticos** como:

- Benzodiacepinas:
  - De vida media ultracorta (menor de 6 horas): midazolam, triazolam, etc.
  - De vida media corta (menor de 24 horas): alprazolam, lorazepam, lormetazepam, etc.
  - De vida media larga (más de 24 horas): diazepam, clorazepato, flurazepam, etc.
- Inductores del sueño no benzodiacepínicos: zaleplón, zolpidem, zopiclona, etc.
- Antihistamínicos: hidroxicina, doxilamina, difenhidramina, etc.
- Antipsicóticos: clotiapina, quetiapina, clorpromacina, etc.
- Antidepresivos: trazodona, doxepina, amitriptilina, mirtazapina, etc.
- Otros: pregabalina, gabapentina, etc.

Tabla 10-2. Alteraciones del sueño en distintas enfermedades

Enfermedades médicas	Demencias (pérdida del ritmo sueño/vigilia) Asma y EPOC Epilepsia nocturna, cefalea de Horton Isquemia cardíaca, disnea paroxística nocturna Dolor crónico, fibromialgia
Enfermedades psiquiátricas	Esquizofrenia (disminuye la fase III, sueño más superficial) Depresión (despertar precoz) Trastorno obsesivo-compulsivo (despertar precoz) Manía (menor necesidad de sueño) Ansiedad: trastorno de ansiedad generalizada (insomnio de conciliación), crisis de pánico o trastorno por estrés postraumático (pesadillas, interrupciones del sueño) Alcohol (sueño fragmentado, disminución de sueño REM, disminución de sueño profundo)

EPOC: enfermedad pulmonar obstructiva crónica.

2.2. Otras disomnias

Otras disomnias son:

- **Síndrome de piernas inquietas** (MIR 2003-2004, P060):es la sensación de inquietud u hormigueo al acostarse que cede con el movimiento (a diferencia de la neuropatía periférica) y que se puede producir en la anemia, embarazo, déficit de hierro, mioclono nocturno o ser de origen familiar. El tratamiento se basa en agonistas dopaminérgicos o benzodiacepinas.
- **Movimientos periódicos de los miembros inferiores en el sueño:** muy frecuentes en mayores de 65 años.

3. Hipersomnias

La hipersomnia es un trastorno del mecanismo del sueño, caracterizado por un sueño excesivo constante e involuntario.

3.1. Síndrome de apnea del sueño

Es la principal causa de hipersomnia (v. asignatura Neumología).

3.2. Narcolepsia (síndrome de Gelineau o narcolepsia-cataplejía)

Se caracteriza por intrusiones bruscas de sueño REM sin las fases previas normales, que pueden debutar tras alguna situación estresante que desestructure el sueño normal durante semanas.

Se asocia a factores genéticos como el HLA-DR15 (DR2) y HLA-DQB1*0602. Se produce sobre todo en menores de 30 años, con igualdad entre ambos sexos.

La **tétrada sintomática** clásica es:

- **Accesos de sueño irresistible** durante el día de minutos de duración, que pueden producir accidentes dependiendo de la actividad que esté realizando el paciente en ese momento. Hay veces que se desencadenan con la risa.
- **Cataplejía** o pérdida súbita del tono muscular de forma parcial (por ejemplo, una ptosis mandibular) o generalizada (parálisis), respetando la musculatura ocular y respiratoria, que se desencadena con las emociones o con los movimientos bruscos. Es patognomónico de la enfermedad aunque no se presenta en el 20% de los casos. No hay disminución del nivel de consciencia.

No confundir cataplejía con catalepsia, que es la rigidez que se presenta en la catatonía.

- **Parálisis del sueño**, por la que el paciente no puede moverse al dormirse o sobre todo al despertarse.
- **Alucinaciones normalmente visuales** hipnagógicas (al dormirse) o hipnopómpicas (al despertarse).

Suele existir una larga historia previa de problemas del sueño. Se diagnostica por la clínica y se confirma por polisomnografía. Hay un déficit de hipocretina en el líquido cefalorraquídeo, por lo que su determinación también es muy orientativa.

El tratamiento se puede realizar con:

- **Derivados anfetamínicos** para la hipersomnia (metilfenidato, pemolina, dextroanfetamina).
- **Antidepresivos tricíclicos** para disminuir el sueño REM, sobre todo en la cataplejía.
- **Modafinilo**, agonista α_1-adrenérgico que se utiliza como tratamiento específico por su acción tanto en la hipersomnia como en el sueño REM.

3.3. Síndrome de Kleine-Levin

Se trata de una hipersomnia de origen desconocido que se da sobre todo en adolescentes varones, en forma de ciclos de varios días de duración que asocian hipersomnia diurna, hiperfagia, hipersexualidad y alteraciones en la conducta. Puede haber alucinaciones. Son autolimitados y recurrentes.

Para su tratamiento se utiliza el litio o la carbamazepina.

3.4. Otras hipersomnias

Otras hipersomnias se pueden producir por:

- **Trastornos psiquiátricos:** depresión atípica, trastorno afectivo estacional o depresión en adolescentes.
- **Enfermedades médicas:** abuso de benzodiacepinas, hipotiroidismo, hipoglucemia, accidente cerebrovascular agudo o encefalopatía hepática.

4. Parasomnias

En las parasomnias no hay alteraciones en la calidad o cantidad de sueño sino que aparecen fenómenos extraños durante éste.

4.1. Sonambulismo

Se trata de una alteración de las fases III y IV del sueño profundo, más frecuente en varones y de inicio en la infancia (6 a 12 años), asociado a terror nocturno o enuresis, que no se debe a ninguna patología psiquiátrica, salvo si se produce en el adulto, en el que habría que descartar psicopatología previa o enfermedades neurológicas.

Se caracteriza por actividad motora coordinada durante el sueño. El sujeto puede caminar e incluso hablar (somniloquios), y no es grave excepto por los accidentes que se puedan provocar.

Se suele resolver de manera espontánea antes de los 20 años, y si hay riesgo de accidentes o es muy frecuente, se pueden administrar **benzodiacepinas**, que disminuyen el sueño profundo.

4.2. Pesadillas

Son ensueños desagradables o angustiosos que **nose acompañan de clínica vegetativa** ni de estupor. Aparecen en el sueño REM, es decir, al final del sueño (a diferencia de los terrores nocturnos). Son muy frecuentes en niños, quienes **recuerdan** el contenido onírico desagradable y temen dormirse de nuevo. Y en el adulto se asocia a trastorno por estrés postraumático.

No precisan tratamiento, pero si son muy frecuentes se pueden pautar **antidepresivos tricíclicos**, que disminuyen el sueño REM.

4.3. Terrores nocturnos

Son episodios bruscos de agitación y angustia, normalmente precedidos de un grito, **con sintomatología vegetativa** acompañante (taquicardia, taquipnea, sudoración). Al sujeto le cuesta despertarse y cuando lo hace **no recuerda nada y permanece estuporoso** cuando le despiertan.

Aparecen en el sueño profundo III, por lo que son típicos del primer tercio de la noche. Son más frecuentes en niños, y en adultos se asocian a períodos de mayor estrés. Remiten espontáneamente en la adolescencia.

Se pueden tratar con **benzodiacepinas** (MIR 2006-2007, P181).

Deben quedarte claras las diferencias entre las pesadillas y los terrores nocturnos (Tabla 10-3).

4.4. Bruxismo

Consiste en movimientos masticatorios y trismos, con riesgo de desgaste y/o fracturas en los dientes, así como de disfunción de la articulación temporomandibular, que aparece en la fase II (no REM) y sobre todo en adultos. El tratamiento es la protección dentaria con férulas nocturnas de descarga dental.

Tabla 10-3. Diagnóstico diferencial entre terror nocturno y pesadillas

	Terror nocturno	Pesadillas
Fase del sueño	Sueño profundo no REM	Sueño REM
Agitación (grito)	Sí	No
Clínica vegetativa	Sí	No
Dificultad para despertarse	Sí	No
Momento del sueño	Tercio inicial	Tercio final
Recuerdo del suceso	No	Sí
Comorbilidad	Sonambulismo	Trastorno por estrés postraumático
Tratamiento	Si es necesario, benzodiacepinas	Si es necesario, antidepresivos tricíclicos

Puntos clave

- ✔ La principal causa de hipersomnia es el síndrome de apnea del sueño.
- ✔ Las pesadillas son parasomnias del sueño REM en las que el paciente, adulto o niño, tiene un sueño desagradable, que le cuesta volver a dormirse y cuyo contenido recuerda perfectamente al despertar.
- ✔ Sin embargo, el sonambulismo y los terrores nocturnos son parasomnias del sueño profundo 3, típicas de la infancia en las que el niño se mantiene estuporoso durante el episodio y no recuerda nada al despertarse.

11 Psicoterapias

Orientación MIR

Tema con poca importancia puesto que ha sido muy poco preguntado con anterioridad.

Se abordan en este tema cinco de las técnicas psicoterapéuticas más utilizadas (MIR 2022-2023, P094).

1. Terapia cognitivo-conductual

Actividad terapéutica basada en la psicología del aprendizaje.

El objetivo de esta terapia es conseguir un cambio conductual, cognitivo y emocional modificando o eliminando la conducta desadaptada y enseñado conductas adaptadas cuando éstas no se producen. Para ello la intervención también puede dirigirse a modificar los procesos cognitivos que están en la base del comportamiento.

CASO 1

Una paciente que ha tenido muy mal día y decide salir a la calle a pasear, cuando va por la calle un conocido la ignora, al parecer. Piensa «no le caigo bien», se siente triste y rechazada, se va a casa y en adelante evita a esa persona. La terapia cognitivo-conductual trata de modificar las cogniciones negativas en positivas («parece ensimismado, a lo mejor tiene algún problema») y su conducta/respuesta (se acerca a ese conocido, le saluda y le pregunta qué tal está).

2. Terapia dialéctico-conductual

Psicoterapia que se creó con la finalidad de tratar a los pacientes con trastorno límite de personalidad, y que hoy en día se ha extendido a otras enfermedades psiquiátricas.

Los objetivos son:

- ✔ Potenciar y expandir el repertorio de patrones de conducta hábil en el paciente.
- ✔ Mejorar la voluntad de cambio reduciendo el refuerzo de una conducta problemática, incluyendo la emoción y la cognición disfuncionales.
- ✔ Estructurar el entorno para reforzar las conductas eficaces.

El funcionamiento de esta terapia se muestra en la Fig. 11-1.

CASO 2

Una paciente de 24 años que, tras una tormentosa separación de su novio, incrementa algunas conductas graves que ya tenía, como cortarse con un *cutter* sus antebrazos y sus muslos sin finalidad letal y con cierta periodicidad; además, en esta última semana sus ideas de muerte y su deseo de desaparecer aumentaron. Insiste en que nadie la querrá, que se quedará sola para toda la vida. Mediante la terapia se intenta detectar las vulnerabilidades, qué cosas en el ambiente o su interior predisponen a la autolesión. El cortarse tiene una consecuencia positiva inmediata de alivio que opera como refuerzo. Llamamos *refuerzo* aquí a las consecuencias que facilitan que la conducta ocurra nuevamente. Se le instó a que observara los resultados positivos del comportamiento impulsivo. Y cómo esta conducta alivió una enorme tensión interna inmediatamente. Se le explicó que parte del problema era justamente que ese alivio reforzaba la conducta y que cada vez que la presión subía, ésta era claramente la salida más rápida, y la eficacia sostenía el circuito.

3. Psicoterapia familiar

Se define terapia familiar como cualquier iniciativa psicoterapéutica que se centre explícitamente en alterar las interacciones de los miembros de una familia y pretenda mejorar el funcionamiento de ésta como unidad, de sus subsistemas y/o miembros individuales.

El objetivo principal es resolver o atenuar conflictos relacionales que puedan ser fuente de patologías, promoviendo unos roles e interacciones apropiadas entre sus miembros.

Estas terapias son muy útiles en niños y adolescentes.

CASO 3

Hacer ver en sesiones conjuntas de toda la familia el desequilibrio de reacciones entre ellos, un hijo mayor devaluado y un hijo menor sobreprotegido.

4. Psicoanálisis y terapias analíticas

La teoría psicoanalítica fue creada por Sigmund Freud, que se basó en su experiencia en el tratamiento de pacientes que presentan histerias, fobias y otros. El psicoanálisis analiza el inconsciente de las personas para tratar de entender comportamientos, sentimientos y formas de pensar.

Las tópicas freudianas son teorías que dividen el aparato psíquico en sistemas, con características o funciones diferentes.

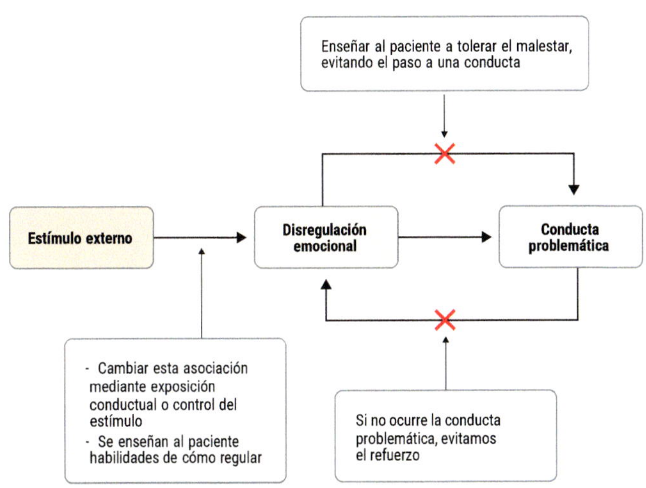

Fig. 11-1 | Funcionamiento de la terapia dialéctico-conductual.

Primera tópica: consciente, preconsciente e inconsciente. El inconsciente son los contenidos psíquicos no presentes en el campo actual de la conciencia. Incluye contenidos reprimidos, a los que se podría acceder por hipnosis. El preconsciente son los contenidos que no son conscientes, pero pueden llegar a serlo.

Segunda tópica: el «ello», el «yo» y el «superyó». El ello representa nuestros impulsos o pulsiones más primitivos, se presenta de forma pura en nuestro inconsciente y opera según el principio del placer. El superyó es la parte que contrarresta al ello, representa los pensamientos morales y éticos recibidos de la cultura. El yo intenta satisfacer los deseos y demandas del ello, a la vez que trata de conciliarse con las exigencias del superyó, todo ello de una manera apropiada en el mundo externo.

Mecanismos de defensa (MIR 2024-2025, P073): procesos psicológicos inconscientes que la persona emplea para defenderse de la angustia creada por representaciones insoportables para el yo.

- ✓ **Regresión**: comportamiento infantil o inmaduro en situaciones de estrés o inseguridad P. ej.: un niño que vuelve a pedir su chupete o mojar la cama cuando nace un hermano.
- ✓ **Negación**: consiste en negar la existencia de algo que nos resulta doloroso o inaceptable. P. ej.: alguien que recibe el diagnóstico de cáncer insiste en que los médicos se han equivocado en las pruebas. En la psicosis, la negación deja a la persona sin contacto con una realidad que es angustiante o intolerable.
- ✓ **Represión**: Rechazar y mantener alejados de la consciencia determinados elementos que resultarían dolorosos o inaceptables para el yo.
- ✓ **Desplazamiento**: Desviar la atención o la emoción de un objeto o persona a otra. P. ej.: Si alguien está enojado con su jefe, puede desahogar esa ira con su pareja. Sería la base de formación de los síntomas neuróticos: el síntoma se forma en sustitución de algo inaceptable para el yo, que permanece inconsciente.
- ✓ **Formación reactiva**: Consiste en actuar de manera opuesta a nuestras emociones o deseos reales. P. ej.: alguien que siente atracción por una persona, puede actuar de manera hostil o de rechazo hacia ella. Este mecanismo explicaría los delirios megalomaníacos o erotomaníacos, que esconden un sentimiento de inferioridad y de no ser querido, así como la manía, que escondería una depresión.
- ✓ **Sublimación**: Se refiere a canalizar nuestras emociones o impulsos hacia una actividad socialmente aceptable. Ej.: alguien que tiene impulsos violentos puede canalizarlos hacia la práctica de algún deporte.
- ✓ **Proyección**: Atribuir a los demás nuestros propios pensamientos, sentimientos o deseos. P. ej.: alguien que se siente inseguro puede pensar que los demás lo están juzgando o criticando constantemente. Presente en la psicosis y la neurosis.

5. Terapia interpersonal

Es una terapia focal, a corto plazo y de duración limitada que hace énfasis en las relaciones interpersonales actuales del paciente, centrándose en un contexto social inmediato.

En un comienzo se creó para el tratamiento de la depresión, pero los buenos resultados extendieron su aplicación a muchas otras patologías mentales.

6. Modelo de cambio conductual de Prochaska y Diclemente

Pochaska y Diclemente (MIR 2019-2020, P148) formularon la hipótesis de que los cambios de conducta siguen una serie de etapas más o menos estandarizadas a las que denominaron "las etapas del cambio".

Este modelo se comenzó utilizando en la deshabituación tabáquica y en la actualidad es muy frecuente usarlo como herramienta terapéutica en las conductas adictivas.

Desde el modelo se reconocen 5 estados en el proceso del cambio:

1. **Precontemplación**: es el estado en el cual la persona no considera que tiene un problema y por ello no muestra intención de cambiar su conducta, la cual no ve problemática.
2. **Contemplación**: en esta fase la persona es consciente del problema pero no está todavía preparada para el cambio. Se encuentra en una fase de ambivalencia, en la cual uno entiende las consecuencias negativas de su conducta de riesgo pero no está preparado para iniciar el cambio.
3. **Preparación**: en este periodo la persona además de ser consciente del problema, de las consecuencias negativas de su conducta, está motivada para llevar a cabo el cambio y tiene capacidad para ello.
4. **Acción**: en esta etapa la persona se implica en acciones que favorecen el cambio. Por ejemplo cambios en el estilo de vida, ponerse en tratamiento específico... Por tanto la persona ha hecho modificaciones específicas para conseguir el cambio.
5. **Mantenimiento**: en este momento la persona intenta mantener el cambio en el tiempo con el fin de evitar las recaídas en la conducta problema.

Hemos de señalar que las fases del modelo no son lineales. Los pacientes en su evolución suelen volver a fases iniciales aún cuando han llegado a fases de mantenimiento, y no es poco frecuente que irrumpan fases de recaídas en las cuales la persona retoma la conducta problema que había logrado cambiar. Esto se identifica como un proceso normal dentro de la evolución hacia el cambio, y las recaídas no se toman como derrotas sino como partes del proceso, retomando desde ahí las siguientes fases para conseguir volver al cambio y lograr mantenerlo.

Puntos clave

- ✔ La teoría psicoanalítica se basa en la importancia del desarrollo psicológico infantil en la génesis de la enfermedad mental en el adulto. La concibió Freud y se basa en un método observacional de manifestaciones involuntarias (lapsus, actos fallidos, sueños,...), no experimental, por lo que hoy en día es muy cuestionada.
- ✔ La terapias cognitivas y conductuales se basan el la teoría del aprendizaje. Se basan en métodos experimentales y son las más utilizadas en la actualidad.
- ✔ La teoría sistémica se basa en los fenómenos de comunicación intragrupales y se aplica sobre todo en la terapia familiar.